Miyabi Kawai und Vreni Frost

HIRN & HUPEN

Miyabi Kawai und Vreni Frost

HIRN & HUPEN

SCHAMLOS GESUND
DER WEIBLICHE KÖRPER KENNT KEINE TABUS

KOMPLETTMEDIA

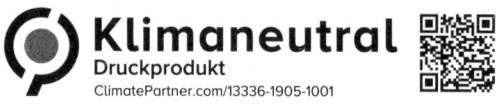

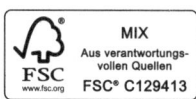

Bildnachweis:
Illustrationen Community-Icon, Hupen-Icon, Hirn-Icon: Heike Kmiotek, Düsseldorf
Illustrationen Icon Miyabi Kawai und Vreni Frost: Buch-Werkstatt GmbH, Bad Aibling

Originalausgabe
1. Auflage 2023
Verlag Komplett-Media GmbH
2023, München
www.komplett-media.de
978-3-8312-0620-9
Auch als E-Book erhältlich

Lektorat: Redaktionsbüro Diana Napolitano, Augsburg
Korrektorat: Elisa Garrett, Bayreuth
Umschlaggestaltung: FAVORITBUERO, München
Layout und Satz: Buch-Werkstatt GmbH, Bad Aibling
Druck & Bindung: COULEURS Print & more, Köln
Gedruckt in der EU

INHALT

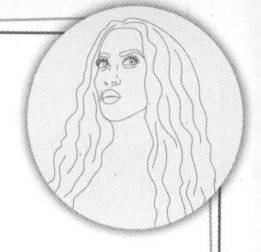

WARUM DIESES BUCH?

Als Vreni und ich vor drei Jahren begannen, »Körperkram«, den Vorläufer unseres Podcasts »Hirn & Hupen«, auf Audible aufzunehmen, war es uns ein Anliegen, den weiblichen Körper und alles, was ihn betrifft, zu besprechen. Ohne Scham und Tabus.

Also redeten wir über unsere Brüste, den Zyklus, tauschten uns explizit über unsere Verdauung und unsere Orgasmen aus. Sprachen über Vrenis Depressionen, die Essstörung, das Borderlinesyndrom, die Sexualisierung unserer Körper, Migräne, fehlenden oder verpassten Kinderwunsch. Von Analfissur bis Zervixschleim, wie Vreni es so gern betont, ist alles dabei.

Wir mögen im Jahr 2023 leben, aber unsere Körper, ihre Funktionen, Eigenarten, Krankheiten und Belange werden nach wie vor tabuisiert, sind mit Scham behaftet, werden nicht oder kaum erforscht, im Alltag oder Berufsleben nicht berücksichtigt. Wie kann das sein, wo wir Frauen doch gut die Hälfte der Weltbevölkerung ausmachen? Wieso liegt so viel Scham auf unseren natürlichsten Körperprozessen? Warum ist Periodenblut eklig, aber in Filmen und Co splattert uns das Blut nur so entgegen? Dabei ist das Periodenblut mit das einzige, das nicht durch Gewalt austritt (okay, da kann man noch mal drüber diskutieren, wenn man bedenkt, was während des Zyklus mit uns passiert, aber dazu später mehr).

Kaum eine von uns wird genügend über den eigenen Körper aufgeklärt, weder in Schulen noch von den meisten Müttern oder in den Mainstream-Medien. Und so machen wir vieles mit uns selbst aus, denken, es stimme etwas nicht mit uns, wenn Ausfluss die Farbe in unserem Slip wegätzt, es untenrum juckt oder Flüssigkeit aus der Brustwarze läuft. Was davon komplett normal ist, was easy behandelbar und was hingegen vielleicht sogar lebensbedrohlich sein kann, wir ahnen es nicht. Wir wachsen auf mit einem genormten Bild, wie unsere Brüste auszusehen haben, symmetrisch und gleich groß, unsere Vulva eine perfekte, geschlossene Muschel, weil nur diese Varianten dargestellt werden, wenn überhaupt. Eine Erhebung des Portals Statista zeigt auf, dass der prozentuale Anteil der Intimkorrekturen sich seit 2020 verdoppelt hat.

Niemand spricht darüber, dass es während der Periode zu Durchfall kommen kann, welche Schmerzen »normal« und erträglich sind und das »Durchbluten« von Hosen schon jeder mal passiert ist. Wie viele Frauen wurden bei schlimmen Bauchschmerzen vom Arzt abgekanzelt mit »Das ist normal, nehmen Sie Buscopan Plus und ne Wärmflasche, dann geht es schon wieder«, bevor sie, meist Jahre später, endlich die Diagnose Endometriose bekamen. Nicht falsch verstehen, keine Frau freut sich über diese Diagnose, aber bestätigt zu bekommen, dass man tatsächlich etwas hat und wie man es behandeln kann, ist einfach Gold wert. Und ehrlich gesagt auch ein dicker Mittelfinger an alle, die einem vorher den Schmerz und dessen Relevanz absprechen wollten.

Wir wollen hier in diesem Buch zusammenfassen, wie es um unsere Körper steht, was die Mythen dahinter sind, was die Facts. Wir wollen aufklären, mit Tabus und falscher Scham aufräumen, unsere Geschichten erzählen und damit aufzeigen, dass nichts an unseren Körpern falsch oder ein Einzelschicksal ist. Nicht aus Expertinnen-Sicht, sondern als Frauen wie ihr, zwei unter vielen, denn auch wir lernen jeden Tag dazu. Das wollen wir ohne erhobenen Zeigefinger tun, aber ob wir den Mittelfinger immer rauslassen, können wir nicht versprechen.

WARUM HIRN UND HUPEN GANZ SCHÖN GEIL SIND

»Hirn und Hupen« – klingt nicht nur gut, sie sind auch ziemlich nice. Unser Hirn steht für Wissen, für Neugierde, für neue Informationen, für Emotionen und Gedanken. Die Hupen sind die weibliche Sicht auf das Thema Frauengesundheit, was leider noch zu wenig im Fokus der Öffentlichkeit ist. Vieles hier ist schambehaftet, dabei geht es um etwas ganz Erstaunliches, nämlich unseren Körper.

Auf Instagram haben wir euch darum gebeten, uns zu verraten, für was ihr euch schämt oder geschämt habt, euren Körper betreffend. Hier eine kleine Auswahl eurer Antworten:

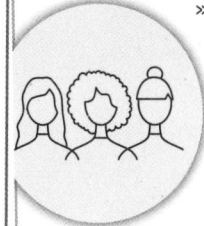

»Als junge Erwachsene bin ich bei der Selbsterkundung meines Körpers auf meinen Muttermund gestoßen. Dieser kann unterschiedliche Formen haben und ist je nach Zyklustag mehr/weniger tastbar. Er fühlte sich zapfenförmig an, sodass ich dachte, das wäre ein kleiner Penis und ich keine echte Frau.«

»Ich war früher verunsichert, wenn nach dem Sex das Sperma wieder rauskam. Ich dachte immer, es bleibt einfach in mir.«

»Ich habe mich immer sehr für meinen Zervixschleim geschämt, ich wusste nicht, dass es normal ist.«

»Oft schäme ich mich dafür, dass ich ziemlich schnell wund werde und nach zu langem Sex Schmerzen habe. Mir reichen 5 Minuten vollkommen.«

»Ich leide unter Blasenschwäche. Wie die meisten Frauen in meinem Alter. Aber es spricht ja keiner drüber, was in den Wechseljahren mit einem so passiert.«

»Was mir lange peinlich war: Vaginapupse beim Sex. Wusste anfangs nicht, warum das passiert, aber es war mir jedes Mal so unfassbar peinlich, dass ich auch nicht weitermachen wollte. Erst als ich es gegoogelt hatte, war ich entspannter und konnte drüber lachen.«

»Ich wusste ewig nicht, dass frau, nachdem der Eisprung rum ist, bis zum nächsten Eisprung nicht schwanger werden kann. Warum erzählt einem das keiner bei der Aufklärung?! Das hätte mir ein paar Hormondröhnungen der Pille danach aus Panik erspart.«

»Ich habe lange gedacht, mit meinen Brustwarzen stimmt etwas nicht, weil ich Schlupfwarzen habe. Erst mit Anfang 20 habe ich gehört, dass es so etwas gibt, und konnte es dann besser einordnen und akzeptieren. Ich schäme mich aber immer noch dafür.«

»Ich wusste ewig nicht, was überhaupt bei meinem Zyklus alles passiert und vor allem, woran ich es bei mir selbst erkennen kann. Einmal im Monat waren die Tage da und die hatte man gefälligst selbst eklig zu finden und sich dafür zu schämen. Und dem Wann war man ohne Vorzeichen hilflos ausgeliefert.«

»Ich habe lange nicht verstanden, warum ich immer so eine erhöhte Darmaktivität und somit Durchfall bekomme, wenn ich meine Tage hatte. Hatte lange nicht verstanden, dass es zusammengehört und dass andere das auch haben. Ich nehme seit Längerem da kein Blatt mehr vor den Mund.«

All eure Erzählungen zeigen, warum wir dringend über unseren Körper und seine Vorgänge sprechen sollten. Auch mir war früher der Zervixschleim unfassbar peinlich, weil ich einfach keine Ahnung hatte, dass der Ausfluss völlig normal ist. Heute schäme ich mich für nichts mehr, was meinen Körper betrifft, und rede offen darüber. Einzige Ausnahme: meine Eltern. Ich komme ja aus einem Medizinerhaushalt, und da wird über alles gesprochen, was Krankheiten und den Körper betrifft, aber Sexualität, Selbstbefriedigung und Co haben wir jetzt nicht am Frühstückstisch besprochen – ganz im Gegensatz zu Stuhlkonsistenzen oder diabetischen Füßen (beides möchte ich nicht zwingend beim Essen besprechen). Meinen Eltern habe ich also verboten, dieses Buch zu lesen, weil mir einige Stellen vor ihnen peinlich sind. Lustigerweise könnte ich über genau dieselben Themen in einer Halle vor tausend Menschen sprechen, ohne jegliche Probleme. Aber so ist das oftmals mit den engsten Personen im Leben. Da ist man so nah und traut sich dann doch nicht, bestimmte Dinge zu besprechen. Kennen viele bestimmt auch gut aus Beziehungen.

Wenn wir aber Dinge ändern wollen, dann müssen wir über unseren Schatten springen und reden. Nur wenn wir Probleme benennen,

Dinge in den Fokus rücken und aufzeigen, wie wir mit bestimmten Themen umgehen möchten, können wir etwas ändern.

Unser Buch ist nicht dazu da, um unsere Körperfunktionen oder bestimmte Krankheiten im Detail zu erklären. Dafür gibt es ganz großartige Sachbücher. Wir wollen allen Mut machen und ein Gefühl von Gemeinschaft vermitteln – und euch vor allem zeigen, dass ihr nicht allein seid.

Ihr findet im Buch immer wieder kleine Illustrationen: Das Gehirn zeigt euch, dass hier Fakten zu einem bestimmten Thema kommen. Die Hupen sagen euch, dass jetzt die weibliche Sicht gefragt ist. Und es gibt noch die Community, die uns ganz viel Realität vermittelt. Denn wir binden eure Geschichten regelmäßig hier mit ein. Wie bereits beim Podcast habt ihr uns auch hier als Community wahnsinnig unterstützt, und durch eure ehrlichen Geschichten wird dieses Buch erst komplett.

Wir schalten also jetzt das Hirn ein und schnallen die Hupen fest, denn nun gehts los auf die rasante Reise durch den weiblichen Körper. Frauengesundheit in die Front Row! Viel zu lange wurde über Dinge geschwiegen, wurde der Mann als Standard in der Medizin angesehen – was fatale Folgen für uns Frauen haben kann –, und es herrscht immer noch falsche Scham über ganz natürliche Dinge. Deshalb: Lasst uns gemeinsam Tabus brechen und endlich über all das reden, was wir tagtäglich mit unserem Körper erleben.

Let's go!

PS: An dieser Stelle gehen noch liebste Grüße raus an Mama und Papa, die sich natürlich nicht an mein Verbot halten werden. Ich hab euch lieb.

BIN ICH SCHÖN?

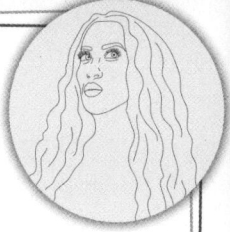

»Körperwahrnehmung« – per Definition eigentlich das bewusste Lenken der eigenen Aufmerksamkeit auf den gesamten Körper, bestimmte Regionen und das Körperinnere. Das Ziel ist es, körperliche, geistige und emotionale Zustände bewusst wahrzunehmen, Signale zu erkennen und auf seine Bedürfnisse eingehen zu können. Ein Zustand, der ein gesundes Körperbewusstsein, Selbstbewusstsein fördert und Harmonie und Entspannung bringen kann.

Aber zu oft bleiben wir nur an der Oberfläche, haken uns fest an der äußeren Hülle, hadern mit ihr, definieren uns über sie, gefangen in einem Karussell ewiger Unzufriedenheit und ewigen Optimierungswahns. Doch wie bei einem Karussell führt die Reise nirgendwohin, wir drehen uns im Kreis. Uns wird schwindlig, wir verlieren den Fokus – und kommen nie an.

Und warum? Wir sollen nie ankommen.

Die Idee, schön, jung, schlank, genug zu sein und dann endlich im Einklang mit uns und der Welt zu leben, ohne Handbremse, ohne Unsicherheit, von der Gesellschaft und unserem Umfeld angenommen, ist ein Mythos. Und eine Industrie verdient Milliarden daran. Unsere Unzufriedenheit wird gefüttert, sie ist der Motor, der das Karussell am Laufen hält, die Kassen klingeln lässt. Und uns kleinhält. Denn eine Frau, die ständig mit sich kämpft, hat keine Energie mehr für andere Kriegsschauplätze. Spiel, Satz, Sieg fürs Patriarchat.

Das System hat Methode, der Kapitalismus treibt uns zu immer mehr und mehr Konsum und ist dabei so genial wie perfide. Wo sonst kann einem Produkt für Produkt angedreht werden, die allesamt nicht (oder nicht nachhaltig) funktionieren und trotzdem wieder und wieder gekauft werden?

Stellt euch vor, man würde euch ein Auto verkaufen und versprechen, es würde mit jedem Kilometer schöner, windschnittiger, schneller werden. Brav fahrt ihr es, pflegt es, wartet es, gebt ihm das richtige Benzin, und doch, nach anfänglichen Fortschritten, wird es mit der Zeit immer langsamer, fährt sogar rückwärts. Oder bleibt stehen.

Wer wäre dann schuld? Ganz klar, das Auto ist nicht in Ordnung, oder nicht? Stellt euch vor, ihr bringt es ins Autohaus zurück und der Verkäufer sagt euch, ihr hättet anderes Benzin nehmen müssen, besseres. Weniger. Und nur vor 18 Uhr tanken dürfen. Besser, ihr fahrt es gar nicht, sondern joggt nebenher. Wenn der Wagen stehen bleibt, joggt einfach auf der Stelle, jetzt gilt es durchzuhalten. Am besten ihr kauft noch ein zweites Modell dazu, plus Anhänger. Und mal was an eurer Einstellung ändern, denn nur mit positiven Gedanken fährt der Wagen auch vorwärts. Wenn überhaupt. Not gonna happen, right? Das Auto wärt ihr los, bevor der Verkäufer »Nur Gutschrift« rufen kann, Ihr wärt aufs Fahrrad umgestiegen und hättet auf eurem Weg raus noch mal freundlich mit dem Mittelfinger (da isser wieder!) gewunken.

Ganz anders, wenn es um unsere Körper, unser Aussehen geht. Die nächste überteuerte Anti-Cellulite-, Anti-Pickel-, Anti-Falten-Creme, die nicht hält, was sie verspricht, der nächste Diät-Shake, das nächste Ernährungsprogramm, das uns erst erzählt, Fett wäre der Feind, dann Zucker, dann Kohlenhydrate, dann die Kombination des einen mit dem anderen, die Uhrzeit, die Menge, irgendein Hormon, das den Stoffwechsel hemmt ... Was auch immer es ist, funktioniert es nicht, suchen wir die Schuld bei uns. Wir haben versagt, mal wieder. Und setzen unsere Hoffnung in den nächsten Marketing-Coup.

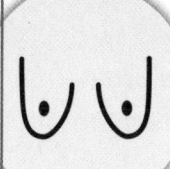

Ich bin da ganz vorn mit dabei. Seit frühesten Teenagerjahren konsumiere ich Frauenmagazine, lese jeden Artikel über die neueste Diät, die aktuellen Beautytrends, Supermodels sind meine Vorbilder. Ich creme, färbe, schminke, frisiere, was das Zeug hält und mein Taschengeld hergibt. Und ich mache Diäten, die erste mit 14 Jahren. Mit Kleidergröße 34 und ohne jeglichen Leidensdruck. Weil es halt alle Mädchen machen und ich dazugehören, mitreden will. Damit setze ich schon früh eine Jo-Jo-Effekt-Spirale in Gang, die mich mein Leben lang begleiten und belasten wird.

Vreni traf es da wesentlich härter. Mobbing in der Schule und mangelndes Selbstbewusstsein trieben sie in die Magersucht. Hier ihre Geschichte:

Ich wollte auf Teufel komm raus dünn sein. Ich verschlang keine Mahlzeiten, sondern stapelweise Frauenmagazine – die bis heute falsche Körperideale zeigen. Ich schnitt mir Bildchen von Kate Moss und den damals klar magersüchtigen It-Girls Lindsay Lohan und Nicole Richie aus und klebte sie mir als Inspiration in ein Heft. Ich war süchtig nach Bildern von spindeldürren Models und Schauspielerinnen – Thinspiration nennt man das (ein Wortmix aus *thin*, also dünn und Inspiration).

Heimlich war ich Mitglied in einem Internetforum für sogenannte Pro-Anas. Pro-Ana bedeutet pro Anorexie. Ausschlaggebend dafür war eine Dokumentation über Pro-Ana, die ich im TV gesehen hatte. Gemeinsam mit anderen Mädchen tauschte ich mich in einem passwortgeschützten Bereich und nach einem ellenlangen »Aufnahmeverfahren« darüber aus, was wir heute alles nicht gegessen hatten, wir notierten akribisch jegliche Kalorie und klopften einander virtuell auf die Schulter, wenn jemand für den ganzen Tag unter 300 Kalorien blieb. Regelmäßig trainierte ich die gegessenen Kalorien auf dem Stepper oder Fahrrad wieder ab, um tatsächlich an manchen Tagen eine Null- oder sogar Minusrechnung zu haben. Jeden Abend löschte ich meinen Browserverlauf, damit mir ja niemand auf die Schliche kam. Niemand wusste von meinem Zweitleben im Internet Bescheid.

Ich stand in Umkleidekabinen und freute mich diebisch, wenn Größe 34 zu groß war. Genauso freute ich mich, wenn Freunde besorgt äußerten, ich sei zu dünn. Das war für mich die beste Bestätigung überhaupt. Ich fühlte mich anderen überlegen, einfach nur aufgrund des Fakts, dass ich spindeldürr war. Absurd! Und traurig.

Jahrelang stand ich dennoch nackt vor dem Spiegel und sagte: »Ich hasse dich.« Tatsächlich auch noch vor knapp 10 Jahren, aber damals trug ich keine Größe 34 mehr, sondern eine 42/44. Mein Essverhalten besserte sich mit Mitte 20, als ich meine erste Therapie machte. Mit 30 brach bei mir eine Autoimmunerkrankung aus, und ich habe über ein Jahr lang eine relativ hohe Dosis an Cortison geschluckt. Wer dieses Zeug schon mal einnehmen musste, der weiß, dass Cortison einen dicken Bauch und ein aufgequollenes Gesicht macht. Ich nahm also mehr als 20 Kilo zu.

Wenn man also täglich voller Selbsthass vor dem Spiegel steht, könnt ihr euch vorstellen, wie ewig es dauerte, bis ich wirklich auch selbst begriffen habe, dass ich mich ziemlich gut finde. Es sollten zehn Jahre vergehen, bis ich mich nicht mehr durch meine psychischen und physischen Einschränkungen stigmatisierte, sondern endlich als gesunde Frau betrachtete. Immer noch arbeite ich an mir und immer noch finde ich meinen Bauch an manchen Tagen dick und mag ihn nicht, aber ich mag mich.

Meine beste Freundin sagte einmal zu mir: »Vreni, es ist so abgefahren. Da hast du heute 3 Kleidergrößen mehr und bist so glücklich. Du hättest es vor zehn Jahren niemals, never ever für möglich gehalten, dass du mit so einem Körper so glücklich sein könntest.«

Ja, vor zehn Jahren war ich allerdings auch mit dem damaligen Körper nicht glücklich und das ist der entscheidende Punkt. Ich war damals so furchtbar auf die falschen Dinge im Leben fixiert, dass ich überhaupt keine Ahnung hatte, was Glück und Zufriedenheit bedeutet. Heute weiß ich, Schönheit liegt im Auge des Betrachters. Ich bin der Betrachter und ich habe die Power zu sagen: Ich bin schön. Das ist dann Gesetz. Mein Gesetz.

Ich bin schön. Mein Gesetz.

Das gefällt mir. Ich bin da noch nicht. Oder nicht mehr.

Irgendwann in meinen Teenagerjahren habe ich dieses Gefühl verloren und versuche seitdem, wieder Frieden mit meinem Körper zu machen. Dieser Prozess ist nicht abgeschlossen. Und wird es wahrscheinlich nie sein. In gewisser Weise habe ich richtig Glück. Ich rutsche ohne tiefere Traumata durch die Pubertät. Zumindest was mein Aussehen angeht. Sexualisierung, sexuelle Gewalt werden meine Themen sein, aber davon ahne ich erst mal noch nichts. Ich bin überdurchschnittlich schlank, überdurchschnittlich attraktiv. Ich bin schön ist mein Gesetz.

Unsympathisch meint ihr? Wir Frauen sind es ja gewohnt, uns eher kleinzumachen, um gemocht zu werden. Aber so ist es. Noch hat niemand an diesem Selbstverständnis gerüttelt. Ich bin schön, warum sollte ich es auch nicht sein? Dass ich weitestgehend dem gängigen Schönheitsideal entspreche, hilft. Ich starte aus einer privilegierten Position. Als weiß gelesene CIS-Frau, schlank und jung, ohne nennenswerte Hautprobleme oder Mobbingerfahrungen.

Außer einem kleinen Zwischenfall in der Umkleide und einem Schwimmbad-Ausflug, als die Mädchen aus der B-Klasse mir die nagelneuen Cowboystiefel klauen und mich dann, unbeschuht, einfach stehen lassen, bleibe ich verschont von Häme, Beleidigungen oder Hass.

Ich bin schön, nicht schöner *als* irgendjemand. Dass ich trotzdem demnächst ein Leben im ständigen Vergleich leben werde, ist noch weit weg. Aber der Einfluss einer Welt voller Werbebildästhetik beginnt schon auf mich abzufärben. Sie strahlt mir aus den Magazinen, Fernsehserien und Plakaten an der Bushaltestelle entgegen und nimmt mich zusehends in den Bann.

In der Retrospektive verstehe ich nicht, was zum Teufel mein f...ing Problem war, aber die ganze Pubertät über bin ich kreuzunglücklich. Ich verstehe mich nicht mehr. Und sehe mich als ein orientierungsloses Bündel voller Unzulänglichkeiten und Sehnsüchte. Obwohl kein Mobbing meine Selbstwahrnehmung ins Wanken bringt und meine äußeren Merkmale mir objektiv in die Karten spielen. Mich auf meinen Körper zu konzentrieren ist so viel einfacher, als den Blick nach innen zu richten, wo nur Verwirrung und Angst auf mich lauern.

Ich bin schön.

Das Gefühl gerät zunehmend ins Wanken, wird von einer Tatsache zur Frage, die ich immer weniger klar mit Ja beantworten kann. Dieses neue Gefühl ist diffus. Ich weiß nicht, woher es kommt, aber auf einmal ist es da. Und es nimmt mich ein. Plötzlich wird mir mein Äußeres bewusst. Überbewusst.

Nicht nur, weil mir, seitdem ich neun bin, die Brüste unaufhörlich wachsen. Nicht nur, weil ich mit fünfzehn, beim ersten Urlaub ohne Eltern, in Italien von einem Carabiniere die Auflage erhalte, mir ein T-Shirt über den Bikini und die Jeansshorts zu ziehen, und mir klar wird, dass mein Körper nicht mehr nur mir gehört. Man hat eine Meinung zu meinem Körper. Das verunsichert mich. Und ich werde fortan meinen Körper so betrachten wie alle anderen: von außen. Ich werde ihn bewerten und vergleichen.

Ich bin schön. Bis ich es plötzlich nicht mehr bin.

Die Jagd nach Anerkennung beginnt. Ich lerne schnell, dass Schönheit einen Wert hat in unserer Gesellschaft, sie birgt Privilegien, ist gerade für uns Frauen die Eintrittskarte. Dieses Verständnis von Schönheit wird nicht mehr durch mich bestimmt, meine Eigenwahrnehmung messe ich an der Reaktion der anderen. Ich will aussehen wie die Models in Werbung und Magazinen, die Stars in Hollywood, Popsternchen und später Influencerinnen, denn Schönheit scheint immer einherzugehen mit Erfolg, Bewunderung oder auch nur Akzeptanz. Alles, was nicht durch die »Schön gleich jung gleich schlank«-Schablone passt, findet nicht statt oder ist nur Randfigur. Aber ich will gesehen werden, ich will stattfinden. Ich bin schön, also bin ich. Schönheit ist eine Währung, und ich bin bereit einzuzahlen. Versuche, an einem Spiel teilzunehmen, das davon lebt, dass nicht alle mitspielen können, und uns in stetige Konkurrenz setzt. Denn nur so bleibt es exklusiv und begehrenswert. Und lukrativ.

Eine Influencerin auf Instagram stellte letztens einen bildlichen Vergleich auf, den ich als sehr treffend empfinde. Sie sagt, es ist ein bisschen so, als ob man alle Olympionikinnen nur in einer Sportart misst. Also die zarte Gymnastin, die Langstreckenläuferin und die Kugelstoßerin ins Schwimmbecken schubsen und gegen die Schwimmerin antreten lässt. Wer würde wohl gewinnen? Aber macht es die anderen Sportlerinnen weniger bemerkenswert?

Wir Frauen sind nicht nur »schön«, wir sind auch klug, begabt, analytisch, warmherzig, organisiert usw. Warum messen wir uns dann alle an einem Kriterium?

Ich weiß das alles. Aber wo stehe ich jetzt, knapp drei Jahrzehnte später, nachdem ich verlernt hatte, mich einfach ganz selbstverständlich schön zu finden?

Gefühlt noch immer am Anfang.

Obwohl ich weiß, wie sehr die Medien unser Bild von Schönheit verzerren, verspüre ich immer noch den Drang, mich einem unmöglichen Bodytype anzupassen, ich kann mich dieser Maschinerie nicht entziehen. Aber ich lerne dazu.

Fast 150 Kandidatinnen von »Schrankalarm«, meiner Umstylingsendung, die ich drei Staffeln lang auf VOX moderieren durfte, haben mich gelehrt, dass *jede* Frau, von der zwanzigjährigen Studentin bis zur 80-jährigen Rentnerin, unzufrieden mit sich und ihrem Aussehen ist.

Ein Leben in der Öffentlichkeit, mit Pressebildern und Social Media haben mich resilienter werden lassen. Ich weiß um die Blicke und die Beurteilung, denen nicht nur ich ausgesetzt bin.

Letztens erst war ich mit Vreni in einer Clubanlage auf Fuerteventura. Da trafen wir auf Ellen, eine rüstige Endfünfzigerin mit blondiertem, sorgfältig frisiertem Haar. Eine Frau, die noch an »gesunde Bräune« glaubt und an die Macht von Glitzeroberteilen. Im Gespräch erzählt ihr Vreni, dass ich mal eine Fernsehsendung moderiert habe, ob sie die kenne? Und Ellen kennt sie: »Die Sendung mit der Dicken und ihrem Lebensgefährten?« Während Vreni nach Luft schnappt, sage ich nur: »Jepp, genau. Die Dicke bin ich.«

Ellen ist dies sichtlich unangenehm. »Nein, das kann doch nicht sein! Ich hätte dich gar nicht erkannt. Du hast dich ja praktisch halbiert, sachma!« Und merkt dabei nicht mal, dass sie es damit sogar noch schlimmer macht.

So unsensibel Ellens Reaktion ist, ich werfe es ihr nicht vor. Ich weiß, dieser Blick ist gelernt. Ich sehe ihr an, dass sie sich auch selbst so betrachtet. Ich sehe, wie sie noch ein bisschen fester an ihrer Kippe zieht, wenn das Kuchenbuffet am Pool aufgebaut wird. Und ich finde diesen Blick in mir. Noch immer, wider besseren Wissens.

In den letzten Jahren habe ich mich viel mit der Thematik auseinandergesetzt, setze mich gegen Bodyshaming ein, engagiere mich in der Bodypositivity-Bewegung, designe Plus-Size-Kollektionen und durfte Schönheit in all ihrer Diversität und Bandbreite sehen und erleben. Und ich stehe komplett dahinter.

Bodypositivity bedeutet für mich Respekt. Nicht, was ich denke, was ich attraktiv ist. Nicht, was ich für »gesund« erachte. Meine Meinung zählt da herzlich wenig. Ich beurteile, ich verurteile nicht mehr. Ich vergleiche nicht mehr. Und ich habe so viel Schönheit mit diesem unvoreingenommenen Blick entdecken dürfen.

Aber bei mir, da klappt es einfach nicht. Meine eigene Körperwahrnehmung, der Blick auf mich selbst ist noch immer der meines verunsicherten fünfzehnjährigen Ichs an der Promenade in Süditalien. Dieser Blick ist so internalisiert, ich weiß gar nicht, wo er beginnt und ich aufhöre.

Was sich verändert hat, ist meine Haltung dazu. Ich versuche nicht mehr, diesen Blick loszuwerden. Ich bin zu sehr Kind dieser Narrative, dass schlank schön ist, dass jung schön ist, dass schön ein Wert ist. Intellektuell kann ich den Fehler erkennen, intuitiv beherrscht mich diese Denkweise. Ich lerne keinen Frieden, aber ich lerne Milde. Wenn mein Jo-Jo-Pendel wieder in die obere Skala ausschlägt, hasse ich mich nicht mehr dafür.

Selbstliebe ist dabei ein unverzichtbares Instrument für mich geworden. Wobei ich Selbstliebe nicht definiere als Schwärmerei oder Überhöhung. So wie ich Kaiserschmarrn oder Keanu Reeves liebe. Auf beide lasse ich nichts kommen (und nein, da diskutiere ich nicht!). An beiden ist *alles* toll, immer und ohne Ausnahme ... ;)

So liebe ich mich nicht. Ich liebe mich, wie ich meine beste Freundin oder meinen Partner liebe. Ich mag sie nicht immer, sie gehen mir auch mal gehörig auf die Nerven, ich verstehe nicht alles, was sie tun. Aber ich halte ihre Haare, wenn sie sich die Seele aus dem Leib kotzen, ich küsse sie mit ungeputzten Zähnen und ich liebe sie auch, wenn sie doof oder unaufmerksam sind. Mir diese Liebe auch selbst entgegenzubringen, war ein Gamechanger. Ich betrachte mich noch immer, und wahrscheinlich für immer, durch die Brille der Gesellschaft, fühle mich wohler mit weniger Kilos, glatter Haut und vollem Haar. Aber ich messe nicht mehr meinen Selbstwert daran. Ich bin immer genug. Ich bin immer wertvoll. Ich werde immer geliebt. Von mir.

Das hat mir so viel geschenkt. Und zurückgeschenkt. Essen ist für mich nicht mehr nur Kalorien. Essen ist Geschichte, Kultur, Familie, Dankbarkeit. Essen kann Liebe zeigen, es kann einen Raum voller Fremder in Freunde verwandeln. Es kann uns trösten oder lang verloren geglaubte Erinnerungen zurückbringen.

Bewegung ist keine Strafe für vermeintlichen Exzess, es ist Fürsorge. Ich begegne nicht nur mir, sondern allen anderen mit mehr Nachsicht und Verständnis. Und Respekt.

Ich finde meine Cellulite nicht schön, sehe nichts Göttliches oder Heroisches an Dehnungsstreifen, betrachte mit Argwohn jede Falte, die sich tiefer in meine Haut gräbt, fluche über meinen Blähbauch. Ich creme, schminke, frisiere noch immer, was das Zeug hält. Aber ich sehe auch die Schönheit in der Weichheit meiner Kurven, meiner schweren Brüste, der Zartheit meiner Haut, der Wärme in meinem Blick.

Ich habe die Frage wieder zu einer Tatsache gemacht. »Bin ich schön?« ist wieder zu »Ich bin schön« geworden. Nicht mehr, nie mehr, eine Selbstverständlichkeit. Kein Gesetz. Aber eine Entscheidung. Die richtige. Für mich.

Während ich hier von meiner ganz persönlichen Geschichte rund um meine Körperwahrnehmung schreibe, bin ich mir wohl bewusst, dass ich sie aus einer privilegierten Position heraus erzähle. Ich litt nie unter einer Essstörung, Adipositas, Lipödem. War, abgesehen von Anfeindungen im Netz, nie Opfer von Mobbing oder Ausgrenzung wegen meines Körpers. Umso wichtiger ist es, hier auch ein paar eurer Stimmen zu Wort kommen zu lassen.

»Ich habe, seit ich 16 Jahre alt bin, Lipödem –
zu dem Zeitpunkt wusste ich es allerdings
noch nicht –, verfiel in eine Sportsucht und
hatte ein komisches Verhältnis zu Ernährung, da ich auch ›figürlich‹ dazugehören
wollte. Zudem, dass ich schon immer einen
›dicken‹ Hintern habe, bin ich auch noch 1,80 m
groß. Das macht es oft nicht leichter. […] Seitdem mein
Lipödem offiziell diagnostiziert ist, habe ich bewusst
gemerkt, dass meine Beine sehr stark und mein Kapital
sind. Ich wandere sehr viel mit meinem Mann, das
hilft mir, mich zu entspannen, mit mir im Einklang
zu sein. Ich überwinde Grenzen und ich lerne, wie
stark mein Mindset ist. Leider vergesse ich das viel zu
oft, wenn ich wieder in den Vergleich komme oder andere, stärkere Persönlichkeiten vor mir habe. Dann
mache ich mich wieder klein, da darf ich definitiv
noch dran arbeiten.«

»Ich habe mich etwas gehen lassen und über die Jahre
von 64 auf 89 kg zugenommen. Habe vor zehn Jahren
in meiner Firma angefangen. Bin Diplomjuristin. Am
Anfang haben mich viele für meine Figur bewundert,
jetzt wundern sie sich darüber, dass ich so einen dicken
Bauch bekommen habe, wie ihn eigentlich nur Männer
haben. Zur Körperwahrnehmung habe ich allerdings
etwas Interessantes bei mir festgestellt. Die Selbstwahrnehmung im Spiegel. Wenn ich mich im Spiegel
anschaue, sehe ich mein Doppelkinn nicht und auch
nicht, wie dick ich tatsächlich bin. Ich sehe es nur
anhand der Kilos auf der Waage und auf Fotos ohne

Filter von mir. Da sehe ich, wie fett ich geworden bin und von außen wahrgenommen werde. Ich selbst sehe mich im Spiegel nicht so. Das ist sehr krass. So müssen sich Magersüchtige wahrnehmen, nur andersherum. Ich habe mich schon oft gefragt, woran das liegt.«

»In einer Einkaufspassage rief mir einer zu: ›Deutschlands Panzer rollen wieder!‹ Ich hab den angeschaut und gemeint: ›Also dieses Fahrgestell ist slowenisch, nicht deutsch.‹ Er war so verblüfft, dass wir einen Kaffee getrunken und uns über Gott und die Welt unterhalten haben [...] zum Abschied umarmt. Ich weiß nicht mal seinen Namen, das Ganze ist mehr als 20 Jahre her. Aber es war ein echt prägender Moment in meinem Leben. Wir sollten einander akzeptieren, wir haben alle eine Geschichte. Das sollte man einfach nie vergessen.«

PUSSY POWER — REISE NACH NARNIA

Beginnen wir die Reise durch unseren Körper mit einem wahrlichen Quell von Lust und Leben, nämlich unserer Yoni, Pussy, Muschi, Möse, Vagina oder wie ihr sie sonst nennen wollt (Wie wär's mit Gerlinde?). Obwohl wir ihr täglich mehrmals begegnen, wenn wir zum Beispiel auf die Toilette gehen oder uns selbst befriedigen, geben wir ihr viel zu wenig Aufmerksamkeit. Liegt auch daran, dass wir sie nicht sehen können, wie zum Beispiel unsere Brüste. Gerade deshalb sollten wir aber regelmäßig mal nachschauen, wie es ihr so geht.

Unsere Vagina ist ein ganz erstaunliches Organ, das so viel mehr ist als nur eine Körperöffnung. Sie ist Geburtsstätte des Lebens und eine Spielstätte von Vergnügen. Und sie beherrscht eine Superkraft. Ja, richtig gehört. Wenn wir erregt sind, dehnt sich unsere Vagina um ein Vielfaches aus und kehrt dann wieder auf ihre ursprüngliche Größe zurück.

Darüber hinaus ist unsere Pussy äußerst reinlich. Bitte lasst euch von der Beautyindustrie mit ihrem Marketingapparat nicht einreden, dass ihr irgendwelche Mittelchen bräuchtet, um eure Vagina zu reinigen. Das ist vollkommener Bullshit. Unsere Vagina ist Meisterin der Selbstreinigung. Sie braucht keine besonderen Reinigungsrituale oder -produkte, um sich sauber und gesund zu halten. Die Vagina produziert ihr eigenes Reinigungsmittel namens »Vaginalsekret«, das

Bakterien und Abfallprodukte aus dem Körper entfernt. Das ist wie ein kleiner, aber effektiver Roboter.

Die Werbung will uns weismachen, dass wir uns unbedingt irgendetwas kaufen müssten, um die Vagina sauber zu machen oder um sie duften zu lassen. Mit der Unsicherheit von uns Frauen, die wir auch deswegen haben, weil uns ständig eingeredet wird, nicht schön genug, dünn genug, schlau genug oder sonst wie genug zu sein, verdient die Industrie Milliarden. Viele dieser Intimprodukte machen eure Vaginalflora kaputt. Lasst euch nicht verarschen! Deshalb: Finger weg davon!

Wir haben eine ganz wunderbare Vielfalt von Vaginen. Jede Vagina hat ihre einzigartige Form, Größe und Textur. Manche sind groß, manche sind klein, manche sind rasiert und manche haben Haare. Manche sind mit Piercings oder Tattoos verziert. Keine gleicht der anderen, und das macht es so wundervoll und spannend.

Ehrlich gesagt wusste ich bis Mitte 20 nicht, wie meine Vagina wirklich aufgebaut ist und wie groß die Klitoris tatsächlich ist. Ich kannte auch den Unterschied zwischen Vagina (innen) und Vulva (außen) nicht. Finde ich heute unbegreiflich. Und ich glaube, es gibt immer noch sehr viele Menschen da draußen, die es nicht wissen. Weil es immer noch ein Tabuthema zu sein scheint, obwohl es unser Körper ist, den wir tagtäglich erleben. Es ist doch verrückt, dass wir dazu angehalten werden, ihn bloß nicht zu erforschen und zu entdecken. Was für ein Quatsch.

Deswegen machen wir jetzt einen kleinen Exkurs zum Aufbau von Vulva und Vagina, beides wichtige Teile des weiblichen Fortpflanzungssystems: Die Vulva ist die äußere weibliche Genitalregion, die aus verschiedenen Teilen besteht, darunter die Vulvalippen, die Klitoris, die Harnröhrenöffnung und die Vaginalöffnung. Die Vagina ist das innere Hohlorgan, das sich von der Vulva bis zum Gebärmutterhals erstreckt.

Unsere Vulvalippen sind Falten aus Haut und Schleimhaut, die die Vulva umgeben. Sie bestehen aus den äußeren (Labia majora) und den inneren Lippen (Labia minora), die beide dazu beitragen, unsere Vagina sowohl zu schützen als auch zu unterstützen. Die Vulvalippen sind bei jeder von uns unterschiedlich. Sie variieren in Größe, Form und Farbe. Es gibt hier kein Richtig oder Falsch. Leider glauben viele Frauen das jedoch. Ich habe eine Freundin, die sich ihre Vulvalippen gern operieren würde, um eine »normale« Form zu bekommen. Es stört sie, dass ihre inneren Lippen hervorschauen. Das kann zu Schmerzen führen, zum Beispiel beim Fahrradfahren. Dann macht eine Operation natürlich Sinn. Ansonsten lasst euch bitte nicht einreden, dass eure Vulva nicht dem »Standard« entspräche, denn einen Standard gibt es hier schlicht und ergreifend nicht.

Übrigens: Lasst uns aufhören, »Schamlippen« und »Scheide« zu sagen. Das Wort »Schamlippen« kommt aus dem Althochdeutschen »scama« oder »scamia«, was »Scheide« oder »Vulva« bedeutet, und »Lippe«, was »Lappen« oder »Falte« meint. Ich mag es nicht, dass »Scham« hier im alltäglichen Sprachgebrauch ist, was unsere Genitalien angeht – niemand sollte hier Scham empfinden, es ist unser Körper! Auch »Scheide« geht mir gegen den Strich, denn das impliziert, dass die Scheide nur eine Hülle für das Schwert, also den Penis sei – folglich Penetration. Sex ist so viel mehr als Penetration mit dem männlichen Glied und unsere Vagina keine Hülle, sondern der Weg nach Narnia. So nämlich! Also ab durch die Pforte, hinein in eine atemberaubende Welt!

An der Pforte nach Narnia befindet sich ein kleiner Klingelknopf, nennen wir ihn Kitzler. Der Kitzler oder die Klitoris ist ein empfindliches Organ, das man äußerlich an der Spitze der Vulva entdeckt. Ich dachte lange Zeit, die Klitoris wäre wirklich nur dieser kleine Knubbel. Weit gefehlt! Denn die Klitoris besteht aus zwei Hauptteilen: dem sichtbaren Teil, auch bekannt als die Klitoriseichel, und dem versteckten Teil, der tief ins Innere des Körpers hineingeht und oft als Klitoriswurzel bezeichnet wird. Die Klitoriseichel befindet sich oberhalb der Vaginalöffnung und ist der Teil, der während der Stimulation sichtbar wird. Die Klitoriswurzel erstreckt sich unterhalb der Klitoriseichel und kann bis zu 9 Zentimeter lang sein! Die Klitoris ist eine der sensibelsten Stellen im weiblichen Körper und enthält mehr als 10.000 Nervenenden. Alter Falter, das sind mehr als doppelt so viele wie in der Eichel des männlichen Penis!

Zwischen Klitoris und Vaginalöffnung entdecken aufmerksame Beobachter:innen die Harnröhrenöffnung. Hier wird der Urin ausgeschieden. Ich gehöre übrigens zu den Frauen, die Ewigkeiten nicht wussten, dass es diese Öffnung gibt. Ich dachte immer, der Urin käme aus der Vulva, so wie das Blut bei der Menstruation. Wenn ich jetzt so im Nachhinein darüber nachdenke, ist es echt eine Schande, wie wenig wir in der Schule und im Elternhaus aufgeklärt wurden. Ehrlich gesagt hat bei mir Social Media massiv zur Aufklärung beigetragen, und da war ich schon Ende 20.

So, wir wandern noch ein Stück weiter und gelangen zur Vaginalöffnung. Sie ist der Eingang zur Vagina. Unsere Vagina ist ein elastischer Schlauch, der sich je nach Erregungszustand vergrößern kann. Sie besteht aus einer flexiblen Muskelschicht, die von einer Schleimhaut ausgekleidet ist und deren Flüssigkeiten dazu beitragen, die Vagina feucht zu halten und Bakterien abzutöten. Diese Flüssigkeiten werden normalerweise als Ausfluss bezeichnet und variieren je nach Zyklusphase – Stichwort Zervixschleim. Die Vagina kann sich unfassbar ausdehnen, um Platz für eine Geburt, den Penis oder andere Dinge zu schaffen.

Ihr merkt: Unsere Pussy ist ein kleines Zauberhaus. Durch einen Vorhang, nämlich die äußeren Lippen, betreten wir das Haus. Die Gardinen schützen unseren Vorraum vor ungebetenen Gästen. Haben wir den Vorhang beiseitegeschoben, wirds gemütlich. Die inneren Lippen sind wie ein gemütliches Kissenlager (bitte ohne Kissenschlacht!). Und dann kommt der lange Flur hinein ins Glück. Was da am Ende wartet, dürft ihr alle selbst immer und immer wieder entdecken.

EXKURS VULVAFORMEN

Im Grunde kann man fünf Vulvaformen unterscheiden – das sagt Mel, eine Mitarbeiterin in einem Waxing-Studio. Sie hat Hunderte von Vulven gesehen. Ihren Nachnamen will sie nicht verraten, um ihre Kunden und Kundinnen zu schützen.[1]

Ms. Barbie: Der Name ist Programm. Wie bei der Barbiepuppe werden hier die inneren Lippen komplett von den äußeren umschlossen. Laut Expertin Mel findet sich diese vermeintlich perfekte Form in der Realität kaum.

Ms. Puffs: Ist ähnlich der Barbie-Form, aber mit einem entscheidenden Unterschied: Hier sitzt die Vulva tiefer und steht am Schambein mehr hervor. Die Lippen können prall und dick, aber auch schmal und locker sein.

Ms. Curtains: Vorhang auf für diese Lady. Hier erkennt man die inneren Vulvalippen, die sich frech nach vorn wagen und über die äußeren Lippen hervorragen. Wie viel, das variiert von Frau zu Frau. Expertin Mel sagt, dies sei die häufigste Form.

Ms. Horseshoe: Wie ein Hufeisen breitet sich die Öffnung der Vulva von oben aus und legt die kleinen Lippen frei. Nach unten hin berühren sich die Lippen jedoch wieder.

Ms. Tulip: Wie eine Knospe kurz vor der Blüte sind hier die inneren Vulvalippen über die gesamte Länge der äußeren Lippen leicht freigelegt.

---

1 https://www.elitedaily.com/women/types-of-vaginas-bikini-waxer/1841255 (abgerufen am 5.3.2023)

Ich finde, das klingt alles schön und spannend und wundervoll einzigartig.

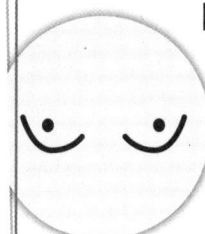

MUSCHIS MYTHEN MENSTRUATIONEN – SEXISTISCHE KACKSCHEISSE

Rund um die weibliche Sexualität und auch um die Vagina gibt es immer noch viele Mythen und falsche Vorstellungen, von denen einige im Laufe der Geschichte weit verbreitet waren und leider teilweise immer noch sind. Hier sind einige Beispiele:

SEX UND GEBURTEN LEIERN DIE PUSSY AUS

»Wenn du mit der vögelst, ist es, als wenn du eine Salami in die Turnhalle schmeißt!« Ich erinnere mich sehr gut an die Sprüche von Jungs aus der Schule über Mädchen, die schon öfter Sex hatten. Die Muschi sei doch dann total ausgeleiert. Lasst euch von solchen dummen Stammtisch- oder Schulhofsprüchen nicht verunsichern. Unsere Vagina kann sich beim Sex oder einer Geburt an die verschiedensten Größen anpassen und kehrt danach wieder zur normalen Größe zurück. Ich wünschte, mit dem Hirnschmalz der Menschen wäre es manchmal genauso.

SOAP OPERA – GUTE MUSCHIS, SCHLECHTE MUSCHIS

Viele glauben, dass die Vagina regelmäßig mit Seife gewaschen werden muss, um sauber und gesund zu bleiben. Nein, bitte nicht! Übermäßiges Waschen mit Reinigungsmitteln kann das empfindliche Gleichgewicht der Vaginalflora stören und zu Infektionen führen. Waschen mit klarem Wasser ist in der Regel absolut ausreichend – auch wenn uns die Beautyindustrie natürlich etwas anderes verkaufen möchte.

FRAUEN KÖNNEN NICHT ABSPRITZEN

Denkste, Puppe. Einige Frauen können tatsächlich während des Orgasmus squirten. »Squirt« kommt aus dem Englischen und bedeutet so viel wie »herausspritzen«. Das Sekret ist eine Art Samenerguss, es ist sogar in der Zusammensetzung ähnlich der männlichen Spermaflüssigkeit. Dieses Sekret ist allerdings nur ein Teil beim Squirten. Die meiste Flüssigkeit kommt stoßweise aus der Blase und ähnelt verdünntem Urin.

DIE PUSSY STINKT NACH FISCH

Kommt ein Blinder in den Fischladen und sagt: »Hallo, Mädels.« Saudumme Witze wie dieser tragen dazu bei, dass viele glauben, unsere Vagina hätte von Natur aus einen unangenehmen Geruch. Sie hat einen natürlichen Geruch, der von Frau zu Frau unterschiedlich sein kann. Ich mag den Geruch meiner Yoni. Es ist ein ganz eigener Geruch, der sonst nirgends auftaucht. Ich finde, auch ein Penis hat einen ganz eigenen Geruch, der normalerweise auch nicht unangenehm ist. Wenn deine Vagina fischig oder sonstwie unangenehm riecht, kann das ein Anzeichen für eine Infektion oder ein Ungleichgewicht in der Vaginalflora sein. Direkt checken lassen, please!

DEINE MUSCHI MUSS TRIEFEN VOR LUST

Viele Frauen fühlen sich verunsichert, wenn sie nicht feucht genug werden. Zeigen doch Pornos und Co, dass wir vor Lust zwischen unseren Schenkeln triefen müssten. Die Wirklichkeit sieht anders aus. Die Feuchtigkeit hängt von vielen Faktoren ab, wie beispielsweise dem Alter, dem Hormonhaushalt, der sexuellen Erregung und der Einnahme von bestimmten Medikamenten. Deshalb: Gleitgel is our best friend! Mich selbst hat es wahnsinnig verunsichert, irgendwann Gleitgel zu brauchen, weil ich gedacht habe, mit mir stimmt irgendwas nicht. Doch ich wusste einfach nicht ausreichend Bescheid.

Hast du Lust auf Sex, bist aber nicht feucht, dann ist das überhaupt nicht schlimm. Aber du brauchst Feuchtigkeit, um Schmerzen oder Verletzungen während des Geschlechtsverkehrs zu vermeiden. Zum Glück gibt es Hilfsmittel, und es ist keine Schande, sie zu benutzen.

VAGINAL-VERGLEICH

An der Nase eines Mannes erkennt man den Johannes. Das Pussy-Maß der Frau findest du im Körperbau. Beides natürlich Humbug! Die Größe der Vagina hat nichts mit der Körpergröße zu tun, sondern hängt von der individuellen Anatomie jeder Frau ab.

HYMEN STATT HE-MAN

Schon allein die Bezeichnung »Jungfernhäutchen« lässt mich mittlerweile nur noch den Kopf schütteln. Erstens ist es kein Häutchen, und zweitens besitzen nicht nur Jungfrauen das sogenannte Hymen. Trotzdem hält sich dieser absolut schwachsinnige, patriarchalische Mythos standhaft. Auch ich habe es lange Zeit geglaubt und mit euch auf Instagram eine Umfrage gemacht: Knapp 80 Prozent von euch dachten ebenfalls früher, dass das Jungfernhäutchen beim ersten Sex reißt. Das Jungfernhäutchen ist aber keine Frischhaltefolie, die beim ersten Sex kaputtgeht, sondern es sieht eher aus wie ein Scrunchie-Haargummi, ein Kränzchen oder Krönchen, das den Eingang der Vagina umrahmt.

Früher war es häufig Tradition, dass nach der Hochzeitsnacht ein blutiges Laken gezeigt wurde, als Beweis für die Jungfräulichkeit der Ehefrau. Auch heute ist es teilweise noch so und bringt Frauen schwer in Bedrängnis. Übrigens lag das Bluten früher häufig daran, dass Frauen eigentlich noch im Kindesalter vermählt wurden und der erwachsene Ehemann in der noch nicht voll ausgebildeten Vagina des Mädchens Verletzungen hervorgerufen hat. Ein Gedanke, der mich zusammenzucken lässt. Ich bin bei meiner Recherche direkt auf den

Eintrag in einem Forum gestoßen. Dort bittet eine junge Frau um Ratschläge, wie sie das Blut auf dem Bettlaken faken könne, da sie keine Jungfrau mehr sei:

»Hallo Leute, ich werde bald heiraten, aber das Problem ist, dass ich keine Jungfrau mehr bin. Hatte bis jetzt nur zweimal mit meinem Ex. Das Problem ist, dass meine Schwiegereltern ein blutiges Bettlaken sehen wollen und mein Zukünftiger genauso. Wie soll ich das in der Hochzeitsnacht machen?«

Ich persönlich würde die Schwiegereltern und den Ehemann ja gern in den Biologieunterricht schicken und ihnen sagen, dass es sie einen Scheiß angeht, was andere Frauen mit ihren Körpern machen. Allerdings müssen wir auch akzeptieren, dass das, was diese Frau beschreibt, keinesfalls ein Einzelfall in Deutschland ist und wir wirklich noch viel zu tun haben, um das Patriarchat zu überwinden und echte Gleichberechtigung zu erlangen. Für viele von uns ist es nur ein bisschen Gewebe, für andere Frauen hängt ihr Leben davon ab. Deshalb gibt es rund um Hymenrekonstruktion ein florierendes Business. Ob falsches Blut oder Fake-Jungfernhäutchen, das Geschäft mit der Jungfräulichkeit boomt. Fakt ist: Die Hälfte bis drei Viertel aller Frauen bluten beim ersten Mal nicht, so sagen es Frauenärzte und Frauenärztinnen. Bei mir kam beispielsweise kein Blut, aber hin und wieder später beim Geschlechtsverkehr. Ich habe euch auf Instagram gefragt, 62 Prozent haben beim ersten Sex auch nicht geblutet.

Fakt ist auch: Das Jungfernhäutchen sagt nichts darüber aus, ob du schon Sex hattest oder nicht, und kein Mann kann beim Sex erfühlen, ob du noch Jungfrau bist oder nicht. Auch kann weder ein Tampon noch Sport dein Jungfernhäutchen beschädigen, weil es schlicht und ergreifend kein Häutchen ist, sondern ein Kranz.

Ihr seht, wir haben hier noch richtig viel zu tun, um diesen Mythos endgültig zu beseitigen. Und es ist wahnsinnig wichtig, da so viele Frauen darunter zu leiden haben.

SOLO SEXYTIME, SEXY SOLOTIME – SELBSTBEFRIEDIGUNG

Ich war neun Jahre alt, als ich herausfand, dass es sich ganz schön gut anfühlt, wenn ich mich zwischen den Beinen berühre und ich danach ziemlich relaxed einschlafen kann. Dass es sich hierbei um Selbstbefriedigung handelte, begriff ich erst Jahre später.

Jahrelang konnte ich ohne Selbstbefriedigung am Abend nicht einschlafen. Es war ein festes Ritual, das mich immer dann in Bedrängnis gebracht hat, wenn ich nicht allein war, zum Beispiel bei Schulausfahrten oder Jugendfreizeiten oder im Urlaub im gemeinsamen Zimmer mit den Geschwistern. Heimlich hab ich es trotzdem irgendwie immer hinbekommen. Und das ist gut so! Denn zum einen ist Masturbation perfekt, um den eigenen Körper zu erforschen, zum anderen ist es ein super Beckenbodentraining.

Egal ob du deine Finger benutzt, Dildos oder Vibratoren, deiner Entdeckungsreise sind keine Limits gesetzt. Außen, innen, Brüste oder was sich sonst gut anfühlt – you go, Girl! Selbstbefriedigung ist eine völlig normale Angelegenheit und auch eine gesunde Form von Sexualität. Im Gegensatz zu Männern wird die Sexualität von uns Frauen leider noch oft tabuisiert, missverstanden oder verurteilt. Das führt nicht nur zu Unsicherheit, sondern im schlimmsten Fall auch dazu, dass Frauen Dinge mit sich machen lassen, die sie nicht mögen oder die ihnen sogar wehtun.

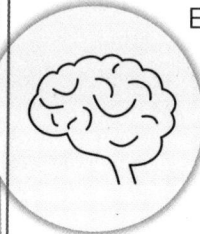

Eine Frau, die sich richtig gut mit diesem Thema auskennt, ist Julia Henchen. Sie ist Paar- und Sexualtherapeutin sowie Sexualpädagogin und war auch schon als Expertin in unserem Podcast zu Gast. Mit ihr habe ich mich unterhalten.

Vreni: Was macht Selbstbefriedigung mit uns?

Julia: Solosex hat einige Vorteile, wie zum Beispiel die Schmerzlinderung von Menstruationsbeschwerden und die Entspannung, die nach einem Orgasmus erfolgen kann. Wichtig: Wenn dich Solosex aber stresst oder negative Gefühle hervorruft, kannst du zunächst einmal prüfen, woran das liegt, denn natürlich entspannt es nicht alle Menschen gleichermaßen. Wenn du dich aber gut damit fühlst, kann es dir auch dabei helfen, deine Lust zu entdecken oder zu aktivieren, deine Vagina »aufzuwecken« und sie für Stimulierung zu sensibilisieren.

Vreni: Wie können wir Frauen in unsere Lust kommen? Vor allem wenn es »Vorbelastungen« gibt, wie zum Beispiel extreme Scham oder falsche Glaubenssätze. Ich bin beispielsweise damit aufgewachsen, dass Selbstbefriedigung Sünde sei. Nicht meine Eltern haben das gesagt, aber in der Kirche habe ich das mal mitbekommen und (weil ich ja rubbeltechnisch immer gut dabei war) sehr auf mich bezogen.

Julia: An erster Stelle steht für mich hier immer die Frage nach dem »Warum« und deinem persönlichen Ziel. Warum möchtest du in die Lust kommen? Welche Vorteile ergeben sich daraus für dich? Diese Frage ist wichtig, da viele Frauen darauf mit »Ich möchte für meine Beziehung / für meinen Partner Lust haben« antworten. Natürlich ist das auch ein Grund, sich mit der Lust zu beschäftigen. Wichtiger wäre aber zu prüfen und zu erspüren, welchen persönlichen Vorteil du selbst für dich hast. Warum möchtest du mehr Lust in dein Leben bringen? Im nächsten Schritt kannst du dich genau mit deinen »Bremsen« beschäftigen, also ganz konkret: Was hält dich von deiner Lust ab? Ist es die Scham? Dann überlege: Was beschämt dich, und wie kannst du dich diesem Thema annähern? Ebenso bei Glaubenssätzen ist es wichtig, diese zunächst zu identifizieren und dann zu verändern.

Vreni: Viele von uns trauen sich nicht zu sagen, was sie im Bett wirklich wollen. Was passiert dadurch? Wie können wir dieses Problem angehen?

Julia: Erst einmal wichtig: Das ist normal und wir lernen es meist recht früh genau so: Frauen sollen sexuell verfügbar sein, aber auch nicht zu viel Sex wollen oder »egoistisch« sein. Daher erlaube dir, alles noch mal neu zu lernen und dich ab heute damit neu zu befassen. Denke daran: Du bist nie zu alt, und es ist nie zu spät. Frage dich also: Was macht mich unsicher? Sind es alte Erfahrungen oder Glaubenssätze? Identifiziere sie, und sprich im besten Fall mit jemandem darüber. Vielleicht deine Freundin? Ich mache die Erfahrung, dass der Austausch supererleichternd und hilfreich sein kann für viele Frauen, denn vielen anderen geht es auch so.

Vreni: Was sind die häufigsten Probleme in deiner Arbeit mit Frauen? Welche vermeintlichen Tabus müssen wir hier brechen?

Julia: Die häufigsten Themen sind Orgasmusschwierigkeiten, Lustlosigkeit und Beziehungsthemen wie ausbleibende Emotionalität seitens der Partner. Die großen Tabus sind aber größer: der gesamte weibliche Körper. Daher ist es so wichtig, über sexuelle Mythen und Tabus zu sprechen und Frauen so einen offenen und wertfreien Umgang und Zugang mit ihren Körpern und ihrer sexuellen Lust zu ermöglichen. Sex ist Persönlichkeitsentwicklung.

MASTURBATIONSMYTHEN – RUBBEL SCHRUBBEL HEITERKEIT

Es gibt viele Gründe, warum wir uns selbst befriedigen. Einige tun es, um ihre Sexualität zu erkunden, während andere es tun, um Stress abzubauen oder Schlaflosigkeit zu bekämpfen. Selbstbefriedigung kann zudem dazu beitragen, die Libido zu steigern und das sexuelle Selbstvertrauen zu verbessern. Es gibt leider aber auch hier immer noch zahlreiche Mythen und Fehlinformationen über weibliche Selbstbefriedigung. Frauen sollen sich weder schämen noch verunsichert fühlen, wenn es um ihre eigene Sexualität geht. Deshalb räumen wir jetzt mal auf.

SELBSTBEFRIEDIGUNG MACHT KRANK

Ja klar, und Onanieren macht blind. Masturbation hat null negative Auswirkungen auf unsere Gesundheit, sondern ist im Gegenteil eine sichere und gesunde Form der Sexualität. Und ein wundervolles Beckenbodentraining obendrein!

WER SICH SELBST BEFRIEDIGT, IST SEXUELL FRUSTRIERT

Man möchte es kaum glauben, aber zahlreiche Männer fühlen sich von Sexspielzeug, Masturbation & Co bedroht. Hier gehts aber nicht um Konkurrenz, sondern um zwei grundverschiedene Dinge. Beim Solosex bin ich nicht megahorny, sondern will einfach mal abschalten. So geht es vielen. Und es geht meist ohne großen Aufwand, relativ schnell und zielführend. Mit sexueller Unzufriedenheit hat das erst mal nichts zu tun. Nicht in einer Partnerschaft oder als Single. Es sind einfach zwei Paar Schuhe. Punkt.

FRAUEN, DIE MASTURBIEREN, SIND »UNNORMAL«

Na sichi. Und Männer bekommen mehr Gehirnzellen. Das Patriarchat lässt grüßen. Wir leben aber nicht mehr im Mittelalter, sondern tolerieren, dass Selbstbefriedigung eine völlig normale und gesunde Form der Sexualität ist, die viele Frauen genießen– zu Recht!

NUR MÄNNER MASTURBIEREN

Auch das ist ein kleiner Gruß vom Patriarchat. Dieser Mythos geht auf die grundfalsche Annahme zurück, dass Frauen keine sexuellen Bedürfnisse oder Verlangen hätten. Ja, Pustekuchen. Egal ob Männlein oder Weiblein, wir rubbeln alle gern.

NUR JUNGE FRAUEN MASTURBIEREN

Auch dieser Mythos spricht Frauen sexuelle Bedürfnisse oder Verlangen ab. Wir haben gefälligst jung, schön, angepasst und fuckable zu sein. Ansonsten gern unsichtbar bleiben. So, aber nu Butter bei de Muschi: Frauen masturbieren in jedem Alter.

SELBSTBEFRIEDIGUNG MACHT UNFRUCHTBAR

Besonders in konservativen Gesellschaften hält sich dieser Mythos hartnäckig, obwohl es keinerlei wissenschaftliche Beweise dafür gibt. Selbstbefriedigung beeinträchtigt nicht die Fähigkeit einer Frau, Kinder zu bekommen. Statt »Selbstbefriedigung macht unfruchtbar« sollten wir lieber sagen: Unwissenheit und Intoleranz machen unsexy. That's a fact.

FRAUEN, DIE SICH SELBST BEFRIEDIGEN, SIND »SCHLAMPIG«

Haha, hahahaha, haha. Nein.

Wir halten fest: Selbstbefriedigung ist keine Ersatzhandlung für den Geschlechtsverkehr mit einem Partner, sondern kann vielmehr eine

Ergänzung zum Sexualleben sein. Sie kann dazu beitragen, unsere sexuellen Vorlieben und Wünsche zu entdecken und Bedürfnisse zu erfüllen. Das trägt meistens auch zu einem erfüllteren Sexualleben mit einem Partner bei. Durch offene und respektvolle Diskussionen können wir das Verständnis für die weibliche Sexualität und die Selbstbefriedigung verbessern und dazu beitragen, Schamgefühle und innere Hürden abzubauen.

Wir schließen dieses Kapitel mit einer kleinen Aufgabe: Wann hast du zum letzten Mal deine Vulva gesehen? Bei mir war das Jahre her, also nahm ich vor Kurzem eines Morgens mein Telefon zwischen die Schenkel und knipste ein Foto. Das betrachtete ich dann morgens beim Kaffee. Und was soll ich sagen: Es war super. Ich hab endlich mal wieder »Hallo« gesagt und die Scheu überwunden, meine eigene Yoni zu betrachten. Und ich finde sie immer noch ziemlich schick.

MOPSPARADE – UNSERE BRÜSTE

Die weibliche Brust besteht zum Großteil aus Fett- und Bindegewebe sowie der Brustdrüse (Glandula mammaria). Das Drüsengewebe dient der Produktion von Milch, essenziell für die ersten Monate im Leben eines Säuglings. Es besteht aus etwa zwanzig sogenannten Lobuli. Das sind kleine Drüsenläppchen, von denen aus Milchgänge zur Brustwarze führen. Am Ende der Milchgänge befinden sich Milchsäckchen, die beim Stillen das Pumpen der Muttermilch übernehmen. Der Busen wird zudem von Lymphgefäßen und -knoten sowie Adern und Nervenbahnen durchzogen. Rund um die Brustwarzen befindet sich der Warzenvorhof mit etwa 15 Talg- und Duftdrüsen an dessen Rand. Alles klar so weit.

Aber Brüste sind so viel mehr als das. Warum haben wir Frauen eigentlich einen Busen? Schauen wir uns in der Tierwelt um, finden wir bei allen anderen weiblichen Säugetieren lediglich Zitzen vor, um ihren Nachwuchs zu säugen. Uns weiblichen Menschenkindern wachsen aber in der Pubertät Brüste, und zwar vollkommen unabhängig von einer Schwangerschaft. Sie sind dabei genau genommen Fettspeicher, die die Fähigkeit zum Stillen gewährleisten sollen, da der menschliche Nachwuchs wohl mehr Energie als der tierische benötigt, um zu überleben und sein hochkomplexes Gehirn zu entwickeln. In unserer industrialisierten Gesellschaft brauchen allerdings weder Frau noch Kind diese Fettspeicherung für eine gesunde Entwicklung des Körpers. Dennoch wachsen sie weiter. Und zwar in allen Größen und Formen.

41

Auf der sogenannten »Weltkarte der Körbchengrößen« (jaa, sowas gibts) lässt sich ablesen, dass Brüste in nördlichen, kälteren Gefilden tendenziell etwas größer ausfallen und im Durchschnitt bei Cup-Größe D liegen. Deutschland liegt mit einer C im Mittelfeld, während in Asien und Afrika A-Körbchen vorherrschen sollen.

Gehe ich da gedanklich durch meinen internationalen Bekanntinnenkreis, kann ich spontan mindestens 10 Gegenbeispiele aufzählen, aber so ist das mit der Statistik. Und ich als eurasische 80H bin da schon mal gar nicht einzuordnen. Es lebe die Vielfalt!

Unsere Brüste sind aber mehr als nur Nahrungsbereitsteller für den Nachwuchs, sie werden nicht umsonst als unsere sekundären Geschlechtsorgane bezeichnet. Gemessen an der Faszination, die sie auf das männliche Geschlecht (und alle anderen, die sich für sie begeistern) ausüben, auch zu Recht.

Warum das genau so ist, hat die Wissenschaft noch nicht wirklich herausgefunden. Eine Theorie besagt, dass der Busen Ähnlichkeit mit dem Hintern hätte, welcher seit jeher Anziehungspunkt für eine gelungene Fortpflanzung ist. Nur praktischerweise vorn und heutzutage (im Gegensatz zu Affen) weniger verhüllt als dieser. »In your face« sozusagen. Außerdem seien prall gefüllte Brüste ein Zeichen dafür, dass man den potenziellen Nachwuchs gut versorgen könne.

Und beim Stillen wird durch das Saugen Oxytocin, das sogenannte Kuschelhormon, ausgeschüttet. Was auch beim Liebkosen und Massieren der Brust durch den Partner passieren kann und damit die Bereitschaft der Frau, Sex zu haben, erhöhen soll.

So viel zur Theorie.

Ich lass das mal so stehen, obwohl ich meine, in den Augen meiner Brustanhimmler nie »Oh, Popo!«, Gedanken an Nachwuchs oder Schmusesehnsucht (jedenfalls nicht primär) herausgelesen zu haben. Ich weiß, Evolution, Unterbewusstsein und so ...

Letztendlich ist es auch gehupft wie gesprungen, sie sind einfach schön. Und schöne Dinge kann man auch sinnlos genießen, wie den Zungenkuss zum Beispiel.

Leider finden nicht alle Frauen ihre Brüste schön. Denn auch hier gibt es, wie bei allem an unserem Körper, eine »Norm«, die uns erzählen will, wie sie auszusehen haben, um gemeinhin als attraktiv zu gelten. Dabei variiert die »Ideal«größe je nach Zeitgeist und Kulturkreis, aber rund, fest, stehend, mit kleinen, nicht zu dunklen Nippeln, die leicht nach oben zeigen (in einem 20-Grad-Winkel, um genau zu sein), ist dabei der allgemeine Konsens. Auf wie viele Frauen das in der Realität wohl zutrifft, zumal ein Leben lang ...?

Als ich auf Social Media dazu aufrief, mir eure Erfahrungen zu den Themen in diesem Buch für den Community-Teil zu schicken, erhielt ich die meisten Antworten zum Thema Busen. Eure beschriebenen Brüste waren dabei von »nicht existent« zu »Atombusen«, eine Myriade von zu klein, zu groß, hängend, ungleich, mit »Tellernippeln« oder Dehnungsstreifen. Ich las viele Geschichten von Mobbing, Unsicherheit, Leidensdruck, aber auch von Akzeptanz und Initiative. Aber jede einzelne auch eine Liebesgeschichte. Denn unsere Brüste gehören zu uns. Sie sind mehr als zwei Fettspeicher, die an uns dranhängen. Sie sind ein großer Teil unserer Identität. Und nicht selten lernen wir, sie zu lieben, wenn ein anderer Mensch sie liebt und wir durch seine/ihre Augen lernen, sie ganz anders zu betrachten als durch das Brennglas des gängigen Schönheitsideals. Mich haben eure Geschichten sehr berührt, weshalb ich ihnen in diesem Kapitel mehr Raum geben möchte.

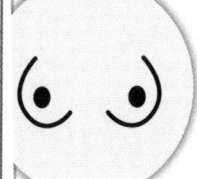

Ich liebe meinen Busen. Das kann ich aus dem Brustton der Überzeugung behaupten (pun intended). Wir haben schon ne Menge gemeinsam durch.

Als ich zwei Jahre alt war, verschüttete ich kochend heißen Tee über mein Dekolleté. Verbrühung dritten

Grades bis aufs Fleisch. Mir wurde Haut vom Hintern transplantiert, wochenlang lag ich fixiert in einem Krankenhausbett. Was mir mein erstes Trauma und eine große Narbe bescherte. Diese zieht sich vom Dekolleté über meine rechte Brust bis ungefähr zur Bauchmitte.

Ich bin mit ihr aufgewachsen und kenne es nicht anders, aber in der Pubertät entwickelte ich plötzlich eine Unsicherheit, ob Jungs meine Narbe abstoßend finden könnten. Genau genommen entwickelte ich in der Zeit vielfältige Unsicherheiten. Es war eine Zeit, in der man sich plötzlich von außen betrachtete und ALLES hinterfragte. Aber eine Unsicherheit war halt diese.

Die Sorge war unbegründet. Bis heute hat kein einziger Mann meine Narbe auch nur erwähnt (außer sie kommt in einem anderen Kontext zur Sprache). Die Attraktion liegt ein paar Zentimeter darunter.

Die Aufmerksamkeit, die meinen Brüsten zuteilwurde, war mir allerdings nicht immer angenehm. Sie fingen mit neun Jahren an zu wachsen und bescherten mir eine Art Lolita-Erscheinung, die mir Begegnungen bescherte, auf die ich gern verzichtet hätte. Erwachsene Männer, die mir von der Bushaltestelle folgten, unseriöse bis schlichtweg kriminelle Angebote, die mir unterbreitet wurden. Auch ein paar sehr brenzlige Situationen, die zum Glück nicht eskalierten. Mein Körper und ich wurden sexualisiert, bevor ich überhaupt wusste, was das genau bedeutet.

Einmal meinte ein Mann, schätzungsweise um die 40, im Bus zu mir, ich solle mich nicht so aufreizend anziehen, wenn ich ihn nicht provozieren wolle mit meinen kleinen Tittchen. Ich trug ein T-Shirt mit einem Kätzchen drauf und Jeans. Ich war zehn Jahre alt.

In meiner kindlichen Naivität suchte ich den Fehler bei mir. Ich wusste noch nicht mal, was »aufreizend« bedeuten sollte, aber wenn ein Erwachsener mir sagte, ich mache etwas falsch, nahm ich das ernst. Ich wurde mir meiner Außenwirkung bewusst und verstand schnell, dass sie gefährlich sein konnte. Unerwünscht war. Oder zu erwünscht.

Jahre später hatte ich perfektioniert, sie einzusetzen. Ich lernte, mit ihr umzugehen und sie zu benutzen, anfangs noch ohne konkretes Ziel, einfach weil ich es konnte. Dann, um zu manipulieren. Für Aufmerksamkeit, Bestätigung, sogar Vergünstigungen oder Geschenke. Meinem Bild von Männern hat es sehr geschadet. Meine Sexualität hat es negativ beeinflusst und meine Selbstwahrnehmung kann ich bis heute schlecht vom »male gaze« trennen. Ich brauchte Jahre, mich als etwas anderes als ein Objekt der Begierde wahrzunehmen und meinen Wert an anderen, wertvolleren Dingen festzumachen.

Einige von euch mit großem Busen erzählen mir, dass sie ihn immer versteckten, Oversize-Klamotten trugen, die Schultern nach vorn zogen und die Arme vor der Brust verschränkten.

Ich ging den entgegengesetzten Weg. Mit fünfzehn trug ich in der Schule schwarzen Spitzen-BH unter eng anliegendem Mesh Top und Fetzenjeans; Doc Martens und Katzenhalsband komplettierten den Look. Meine Haltung war stolz, der Blick eher trotzig bis provokativ.

In der Rückschau wollte ich das eigentlich gar nicht sein, ich lehnte es nur ab, mich für meinen Körper, respektive meinen Busen, zu schämen, wie es mir unter anderem meine Biologielehrerin, Frau B., suggerieren wollte, als sie mich an die Tafel bat, um mich vor der gesamten Klasse indirekt als Nutte zu bezeichnen, die auf dem Weg zum Bus aufpassen soll, nicht auf dem Babystrich »weggeschnappt« zu werden.

Ich wollte stylish sein, aussehen wie mein Idol Madonna, die sexy und selbstbewusst war. Ich war dann wohl so sexy und selbstbewusst, dass mein Lateinlehrer anfing, mir Avancen zu machen. Er rief mich nach dem Unterricht zu sich, um mir zu erzählen, dass er ein Buch schreiben würde, in dem es um eine junge Frau ginge, mit Brandnarbe auf dem Dekolleté, aber so verführerisch, dass sie allen Männern den Kopf verdrehen würde. Ob er mir dazu Fragen stellen könne, zur Recherche? Und ich sagte ja, fühlte mich geschmeichelt … oh my. Danach stand ich ihm in einem Café mehrere Nachmittage Rede und Antwort. Bei intimen Fragen genierte ich mich ein bisschen, aber ich fühlte mich so erwachsen und ernstgenommen. Natürlich war es unser kleines Geheimnis, dass wir uns außerhalb des Unterrichts trafen, das würde niemand verstehen und was war denn schon dabei? Erst als er mich ins Theater und zum Abendessen einlud, machte ich einen Rückzieher. Ich wünschte, das hätte ich immer so gemacht in meinem Leben. Monsieur G. zog sich daraufhin zurück, respektvoll, aber leicht beleidigt, worunter ich wochenlang litt. Später erfuhr ich, dass seine Frau eine ehemalige Schülerin von ihm in Frankreich war und vorher mit seinem Sohn zusammen gewesen ist.

Mit der Zeit bekam ich zunehmend Schmerzen von der großen Brust. Ich war sehr schlank, hatte eine leichte Skoliose in der Wirbelsäule, und an bestimmten Tagen war der Schmerz im Nacken und unteren Rücken kaum auszuhalten. Rennen konnte ich nur mit verschränkten Armen vor der Brust. Ich wünschte mir schon seit Jahren eine Brustverkleinerung, nicht nur aus medizinischen Gründen.

Mit 23 war es endlich so weit, ich hatte einen Termin zur Voruntersuchung bei einem Arzt der Krankenkasse. Der schaute mich an, wie ich da barbusig und unsicher vor ihm stand, tastete einmal ab und sagte dann: »Der Busen ist ja wirklich unproportional groß. Machen Sie sich keine Gedanken, die OP wird von der Kasse übernommen.« Eigentlich hätte ich mich freuen sollen. Das tat ich auch, aber erst etwas später. Erst mal hallte das Wort »unproportional« durch meinen Kopf. Und sollte das noch lange tun.

Die Operation verlief ohne weitere Komplikationen. Der behandelnde Chirurg war der Arzt, der mich ins Leben geholt hatte, mittlerweile Chefarzt im selben Krankenhaus. Ich vertraute ihm vorbehaltlos. Er wendete bei mir nicht den Ankerschnitt an, rund um die Brustwarze, dann senkrecht runter und links und rechts an der Brust entlang (Anker passt da als Beschreibung echt gut!), sondern eine damals neuartige Methode, die er erst kurz vorher in Brasilien erlernt hatte. Dabei wird rund um die Brustwarze Bindegewebe rausgeschnitten, eventuelles Fettgewebe abgesaugt und dann die Brust um die Warze gerafft und am Rand vernäht. Weniger Narben und die eine, die entsteht, sollte im Rand der Brustwarze weniger sichtbar sein. Nur dass ich »schlechtes Heilfleisch« habe und zu Narbenbildung neige. Seitdem sind meine Brustwarzen optisch »ausgefranst« und die rechte eher oval als rund, seit die Naht beim wilden Tanzen bei der Hochzeit meiner Freundin Revital an einer Stelle aufplatzte.

Gestört hat mich das aber nie, sie waren jetzt von E auf C geschrumpft! Die Schmerzen waren schnell vergessen, genauso wie die Bezeichnung »unproportional«, auch Sport ging besser.

Ein kurzer Schrecken, als die Krankenkasse die Übernahme der OP-Kosten zurückzog, weil die angewandte Methode aus der kosmetischen Chirurgie stammte, aber mein Arzt empörte sich darüber so sehr, dass er mir die Kosten erließ.

Über die Jahre nahm ich zu und damit auch meine Brust, sodass ich heute bei BH-Größe 80H liege. Von 70E auf C zu 80H, hat sich der ganze Aufwand denn überhaupt gelohnt? Ja, absolut! Die Jahre danach waren eine einzige Erleichterung für mich, sowohl körperlich als auch seelisch.

Mit der Gewichtszunahme und dem damit einhergehenden steigenden Brustvolumen ging auch eine wachsende Akzeptanz meiner weiblichen Kurven einher. Es half, älter zu werden und nicht mehr auf Teufel komm raus Kleidergröße 34/36 als meine natürliche Form anzusehen. Jetzt sind Brüste, Po und der ganze wunderbare Rest in perfekter Harmonie groß, üppig und rund. Proportional groß ;)

Ich bin nie Mutter geworden, also habe ich meine Brüste nie als das wahrgenommen, wofür sie ursprünglich mal gedacht waren. Ob ich deshalb stärker auf ihre Optik als ihre Funktion fokussiert bin? Möglich. Für mich sind sie Schönheit, Verlockung und Quelle der Lust.

Als Vreni und ich einmal über eine Umfrage stolperten, in der französische Frauen zugaben, nicht zu stillen, weil sie wollten, dass ihre Brüste für den Partner als Geschlechtsorgan attraktiv blieben, war unsere erste Reaktion Unverständnis, gar ein wenig Empörung. Aber insgeheim verstehe ich den Gedankengang. Würde ich anders denken, wäre ich eine Mutter? Möglich. Aber ich werde es nie erfahren. Stattdessen hat mir der Gedankengang aufgezeigt, nicht direkt zu verurteilen.

Ich hätte noch einige Anekdoten mit und über meine Brüste zu erzählen. Geschichten von Mobbing und Fetischisierung, einem Casting für den Playboy, Frustration beim Klamottenkauf, Diskriminierung und der Freude, die sie mir beim Sex bescheren, aber ich schließe das Kapitel lieber mit euren Geschichten und der gemeinsamen Erkenntnis, dass sie untrennbar zu uns gehören. Und wie sehr die Begeisterung, die unsere PartnerInnen ihnen entgegenbringen, unsere Liebe zu ihnen wachsen lassen.

Zu meinen Lieblingsbeschäftigungen zählt es jetzt, meine boobs zu flashen, während mein Liebster mir gerade was erzählt. Die kurze Irritation, wie er dann den Faden verliert, gefolgt von einem lächelnden Kopfschütteln, und wenn ich Glück habe und unsere Unterhaltung in persona und nicht über Facetime stattfindet, ein kleiner Kuschelüberfall oder mehr ... Kindisch? Vielleicht. Aber lohnen tut es sich allemal.

»Früher habe ich mich massiv für meine kleinen Brüste geschämt. Ich dachte, ich sei einfach keine richtige Frau. In der Schule wurde ich beschämt und gemobbt. Überall in der Werbung waren Frauen mit größeren Brüsten, Blusenschnitte waren bei mir obenrum oft zu locker, weil etwas fehlte. Ausschnitt tragen und sexy sein, keine Chance. Ohne Push-up habe ich mich nicht vor die Tür gewagt. Mit der Zeit ließ die starke Scham nach, aber happy war ich trotzdem noch nicht. Dann begegnete ich einem Mann, der meine Brüste auf eine derart ehrliche Weise wunderschön fand, dass ich begriff, dass Männer gar nicht immer die großen Brüste wollen, und plötzlich war ich auch selbst in der Lage, ihre Schönheit zu erkennen. Mittlerweile bin ich richtig stolz auf sie und wer auf die Idee kommt, was dagegen zu sagen, kriegt ordentlich was zu hören. BHs trage ich fast nicht mehr, weil sie mich einfach nerven und ich meine Brüste nicht mehr in irgendeine vorgefertigte Form pressen will. Keine Industrie der Welt bekommt mich mehr dazu, an irgendwas zu zweifeln, nur weil es nicht der ›Norm‹ entspricht.«

»Mit meinen Brüsten bin ich sehr zufrieden. Ich habe recht große Brüste — meine Mutter nannte sie früher Atombusen. Ich kam eigentlich nur einmal ins Zweifeln, als sich zwei Männer in meinem Beisein darüber unterhielten, wie der Busen zu sein habe — nämlich so, dass ein Bleistift nicht halten würde, wenn man ihn unter eine Brust klemmt. Ich Idiotin habe das zu Hause tatsächlich ausprobiert, natürlich ist er nicht runtergefallen. Obwohl ich meine Brüste mag, habe ich diesen Satz nie vergessen. Es ärgert mich, denn in dem Moment wollte ich, dass meine Brüste so sind, wie diese Männer es für richtig hielten. Das ist sicher zwanzig Jahre her. Schon komisch, wie sehr man sich doch irgendwo von solch dummen Sprüchen beeindrucken lässt. Aber zum Glück mag und mochte ich meine Brüste trotzdem immer. Toll fand ich, dass ich meine drei Söhne stillen konnte. Das ist ein wunderbares Geschenk! Für mich sind meine Brüste ein sehr wichtiger Teil meiner weiblichen Identität.«

»Ich war immer ein Flachland und hatte in der Jugend totale Komplexe. Mit 32 Jahren bekam ich meine Tochter und konnte wider Erwarten stillen. Nach dem Abstillen wieder flach wie ein Brett. Mit 35 habe ich mir dann die Brüste mit Silikon vergrößern lassen. Ich hatte sie fast 12 Jahre, und es war ein neues Lebensgefühl. Viel offener und auch der Sex war entspannter. Vor zwei Jahren stieß ich dann auf Social Media auf die Gruppe ›Krank durch Brustimplantate‹ und war wie vom Blitz getroffen, wie viele der Beschwerden auch auf mich zutrafen. Ich hatte sie nur nie mit den Implantaten in Verbindung gebracht. Ich habe sie mir dann entfernen lassen. Nun bin ich wieder flach, aber auch fitter, habe keine Panikattacken mehr und meine Haare fallen mir nicht mehr aus. Die Optik ist ehrlich gesagt nicht schön, aber mit gepolsterten BHs gehts.«

»Ich habe meine Brüste immer – absolut immer – versteckt. Trug Körbchengröße 80K und immer Oversize darüber. Es hat mich so viel Überwindung gekostet, mit meiner Familie, dem Partner und engsten Freunden darüber zu sprechen, dass ich sie operativ verkleinern lassen möchte, aber ausnahmslos alle haben unfassbar toll reagiert. Ab dem ersten Besuch beim Chirurgen ging es dann ganz schnell. Ich habe nun ein C-Cup, Ziel war B. Jetzt liebe ich sie! Die Narben stören mich kein bisschen. Ich tanze!!! Zum ersten Mal tanze ich frei und hebe die Arme, statt meine Brüste zu halten. Ich mache gern Sport. Ich trage Kleidung, die mich nicht versteckt – habe mir ein buntes Kleid mit Pailletten bestellt und will im Sommer mit meiner Freundin auf einem Konzert feiern. Die OP war das absolut Schmerzhafteste, was ich je erlebt habe. 500 g auf einer und 600 g auf der anderen Seite wurden entfernt. Ich hätte meine Brüste gern mehr geliebt, denn wollen nicht alle große Brüste?

»Ich habe 2019 mit 31 Jahren die Diagnose Brustkrebs bekommen. Da der Tumor so riesig war (über 10 cm), mussten Brustwarze und ein Stück Haut mit entfernt werden. Aufgrund einer im Verlauf festgestellten Genmutation wurde auch die andere Seite operiert. Jetzt habe ich nach mehreren OPs zwei Silikonbälle und auf der einen Seite wellige Haut. Somit versuche ich, mein Dekolleté zu verdecken. Meine Brüste sind wie Fremdkörper und ich spüre dort fast nichts. Sobald ich mit einem Mann intim werden würde, bin ich quasi mehr oder weniger dazu gezwungen, ihm meine Geschichte zu erzählen [...] warum ich den BH nicht ausziehen will und dort nicht angefasst werden mag. Natürlich bin ich froh, dass ich noch lebe und die ganzen Behandlungen überstanden habe, aber ich wünsche mir so sehr meine Brüste zurück. Nicht weil sie so bombastisch waren, aber weil sie zu mir gehörten und sich auch so anfühlten ...«

»Ich litt als Heranwachsende unter meinen Brüsten. Sie waren ungleich, aber nicht nur ein bisschen, der Unterschied war gravierend. Zudem war die kleinere komisch geformt und die größere hing komplett runter, die Brustwarze zeigte Richtung Boden. Ich litt jahrelang darunter. Mit 24 wurde ich endlich operiert, ich habe seither ein Implantat und die andere Brust wurde gestrafft. Nun bin ich 35 und die Schwerkraft und mein Bindegewebe haben dafür gesorgt, dass sie leicht runtergesackt sind. Aber ich bin glücklich mit meinen Brüsten!«

»Wirklich schön fand ich meine Brüste noch nie, sie sind weder rund, noch habe ich diese kleinen Pornonippel und die Schwerkraft meint es auch nicht gut mit ihnen, dabei bin ich erst 25. Als ich anfing, die Pille zu nehmen, sind sie quasi explodiert, von A- auf C-Cup. Wegen des schwachen Bindegewebes sind meine Brüste voller Dehnungsstreifen. Als ich meinen ersten sexuellen Kontakt hatte, meinte der Junge damals zu mir, ich hätte ja ›voll die Tellernippel‹ und lachte dabei. Das ist mittlerweile fast 10 Jahre her, schön finde ich sie immer noch nicht. Aber mein Freund liebt sie, und wenn ich einen guten Tag habe, dann trage ich manchmal auch einen Bikini oder ein Oberteil, in dem sie nicht rund, prall und stehend aussehen.«

TO MUM OR NOT TO MUM ... – MUTTERSCHAFT

Dieses Kapitel fällt mir am schwersten und trotzdem wird es wahnsinnig umfangreich, weil wirklich jede Frau einen Berührungspunkt mit dem Thema Mutterschaft hat – egal ob sie eine Mutter ist oder nicht. Mir fällt es schwer, weil ich weder eine Schwangerschaft noch eine Geburt noch eine Mutterschaft erlebt habe. Aber zum Glück habe ich viele Freundinnen, die sehr offen mit mir über diese Themen sprechen und mir Einblick geben in ihr Leben. Und dabei stelle ich fest: Mutterschaft ist so krass individuell und oft mit so viel Unsicherheit, Rechtfertigung und auch Einsamkeit verbunden. Damit meine ich, dass über so viel nicht gesprochen wird, und die Frauen sich deshalb oft allein fühlen, andere Perspektiven gar nicht kennen und in ihrer Unsicherheit vielleicht auch nicht akzeptieren.

Also hier ganz klar der Appell an unsere Nächstenliebe: Hören wir bitte auf, uns gegenseitig als Frauen zu bewerten, zu belehren und zu verurteilen für unsere Rolle als Mütter oder Nicht-Mütter. Fangen wir stattdessen an, uns zuzuhören, voneinander zu lernen und einfühlsam zu sein. Gerade *weil* Mütter es so schwer haben und in ihrer Rolle dauerhaft bewertet werden. Männer hingegen werden für Basic Parenting geradezu bejubelt. Nicht fair.

Frauen werden in der Öffentlichkeit als Mütter romantisiert, als Trägerinnen des Familienerbes – alle Schattenseiten sollte man lieber ausblenden. Kein Wunder, dass Frauen sich hier einem ständigen Kampf ausgesetzt sehen. Sozialisierung und Patriarchat sei »Dank«. Die Realität sieht oft ganz anders aus, von wegen Friede, Freude, Eierkuchen und frohes Babyglucksen.

Hinzu kommt die finanzielle Belastung, die mit der Mutterschaft verbunden ist. Kinderbetreuungskosten sind oft enorm hoch, Hilfe vom Staat nicht ausreichend vorhanden – das stellt für viele Familien eine ziemliche Herausforderung dar. Auch die Tatsache, dass Frauen weniger verdienen als Männer und daher eine geringere Rente haben, spielt hier mit rein. Vielen Müttern droht tatsächlich die Altersarmut.

Wir müssen Frauen in ihrer Rolle als Mütter besser unterstützen. Wir brauchen dringend bessere Kinderbetreuung und eine einfachere Vereinbarkeit von Beruf und Familie. Frauen dürfen nicht gezwungen sein, zwischen Karriere und Familie wählen zu müssen, sondern sollten die Unterstützung erhalten, die sie benötigen, um beides zu erreichen.

Es scheint, als ob man als Mutter niemals den Augen der Kritiker entkommen kann. Es ist ein ständiger Kampf zu versuchen, alles richtig zu machen. Ständig wird man bewertet, belehrt und verurteilt, egal wie man sich als Mutter verhält. Als wären diese permanenten Einflüsse von außen nicht schon genug, so fangen viele Frauen an, sich selbst zu hinterfragen und abzuwerten. Viele Mütter hadern mit ihrem Selbstwert, dabei meistern sie einen so unfassbar anstrengenden Job. Lasst uns helfen, Müttern Steine aus dem Weg zu räumen, statt ihnen noch weitere vor die Füße zu werfen.

Weil ich auf diesem Gebiet nicht mitsprechen will, da es mir nicht zusteht, habe ich euch auf Instagram gefragt, was ihr gern in Bezug auf Mutterschaft früher gewusst hättet. Das sind sehr individuelle

Erfahrungen, die alle ihre Berechtigung haben, und deswegen habe ich viele eurer Nachrichten ausgewählt.

Dieses Kapitel gehört euch. Denn um etwas über Schwangerschaft, Geburt und Co zu erfahren, ist dieses Buch nicht das richtige. Da gibts zahlreiche Sachbücher von tollen Kollegen und Kolleginnen, die alle Abläufe beschreiben und Tipps geben. Wir wollen hier in diesem Buch für mehr Verständnis werben, unterschiedlichen Geschichten Raum geben und die Vielfalt anerkennen, die dieses Thema mit sich bringt. Hören wir zu. Lernen wir voneinander. Akzeptieren wir, dass es unterschiedliche Geschichten gibt, die alle für die jeweilige Betroffene wahr und valide sind. Es gibt hier kein Richtig oder Falsch. Es gibt nur Leben mit all seinen Facetten.

Hier einige Post von euch, was ihr gern vorher gewusst hättet ...

»Warum sagt keiner, dass es normal ist, dass man während der Geburt kackt, pisst und kotzt?«

»Keiner redet darüber, wenn man plötzlich überall Haare bekommt und in meinem Fall auch noch schwarze im Gesicht.«

»Schwangerschaft muss man nicht mögen und sie kann auch einfach anstrengend sein. Der Körper verändert sich und das ist okay, muss dir aber nicht gefallen.«

»Ich hätte gern gewusst, dass Morgenübelkeit gar nicht nur morgens vorkommt.«

»Ich hätte gern mehr über den Beckenboden gewusst. Warum wird er nie wieder, wie er war?«

»Warum spricht niemand darüber, dass man nach der Geburt immer noch wie im mindestens sechsten Monat Schwangerschaft aussieht? Da hilft es nicht, ständig Bilder von Supermodels zu sehen, die nach wenigen Wochen einen flacheren Bauch haben, als ich ihn je vor der Schwangerschaft hatte.«

»Jede 3. Frau erleidet eine Fehlgeburt. Darüber redet keiner.«

»Ich hätte gern vorher gewusst, dass man als Mutter vor allem im ersten Jahr sein eigenes Leben komplett aufgibt. Man existiert nur noch mit Kind. Und das wird als selbstverständlich angesehen. Der Mann lebt in der Regel sein Leben so weiter.«

»Ich hätte gern gewusst, dass nach einer Geburt der Stuhlgang ewig nicht normal ist. Dass da unten alles schmerzt und brennt.«

»Muttersein ist einfach hardcore anstrengend und ein Kinderlächeln macht NICHT alles wieder wett.«

»Dein Körper wird nach der Schwangerschaft nicht wieder aussehen wie vorher. Dehnungsstreifen bleiben, Stillbrüste hängen, Tragearme sind muskulös. Aber hey, du hast Leben geschenkt, wie fucking geil ist das bitte?«

Das Wunder von Schwangerschaft und Geburt erleben alle anders. Und meistens ist es nicht wie im Bilderbuch oder in der heilen Lifestylemagazinwelt, wo uns Hochglanzschwangere mit wunderschönen Bäuchen an schlanken Körpern mit ihrem Schwangerschaftsglow auf den Wangen entgegenstrahlen. Da, wo Frauen nach wenigen Monaten ihren Pre-Baby-Body zurückhaben und selig lächelnd ihr zufriedenes, fröhlich glucksendes Baby in den Armen halten.

Wenn es um die Darstellung von Schwangeren in den Medien geht, gibt es einen klaren Standard: Perfektion. Von Instagram-Influencerinnen bis hin zu Hollywood-Stars, die Medien präsentieren Schwangere als perfekte Wesen, die den ultimativen Körper, das ultimative Aussehen und das ultimative Baby haben. Aber was ist mit den Frauen, die nicht in dieses idealisierte Bild passen? Was ist mit den Schwangeren, die dick sind, eine Behinderung haben oder mit gesundheitlichen Problemen kämpfen? Diese Frauen scheinen in der Medienwelt nicht zu existieren. Stattdessen werden wir mit Bildern von perfekten, schlanken Frauen bombardiert, die mühelos durch ihre Schwangerschaft gehen und dabei besser aussehen als jemals zuvor.

Machen wir uns nichts vor: Die meisten Frauen haben während der Schwangerschaft mit einer Vielzahl von körperlichen und emotionalen Veränderungen zu kämpfen. Das sind die wahren Erfahrungen, die Schwangere durchmachen.

Hier teile ich mit euch noch weitere Nachrichten, konkret zu Schwangerschaft und Geburt, und außerdem Dinge, die ihr nicht erwartet beziehungsweise vorher gern gewusst hättet.

»Dass man die Plazenta noch gebären muss, wusste ich vorher gar nicht und von Nachwehen hat mir auch niemand was erzählt. Fertig ist man eben nach der Geburt des Kindes noch nicht.«

»Alle sprechen vom Schwangerschaftsglow und wie toll die Schwangerschaft ist. Ehrlich gesagt bin ich froh, wenn ich irgendwann wieder in meine normalen Sachen passe und meine Haut sich einigermaßen wieder eingependelt hat.«

»Niemand hat mir gesagt, dass sich Wehen anfühlen, als würdest du gleich eine Anakonda kacken!!! Ich bin also völlig naiv zur Hebamme, sagte ihr, ich müsse aufs Klo und dringend groß, worauf sie dann meinte, dass es Wehen seien.«

»Wir müssen offener über Kaiserschnitt beziehungsweise Bauchgeburt sprechen. Obwohl es so viele betrifft (mich auch), wird so wenig darüber vermittelt in Geburtsvorbereitungskursen! Die natürliche Geburt wird ausgiebig behandelt, zur Bauchgeburt heißt es dann nur: ›Oder es wird ein Kaiserschnitt‹. Punkt. Mehr Wissen darüber hätte mir jedenfalls sehr geholfen.«

»Schwanger sein ist nicht schön! Es geht mir immer wieder so schlecht – physisch und psychisch ... Leider wird man von Müttern meist noch weniger ernst genommen als von Leuten, die das noch nicht durchhaben. Frauen sind nicht immer füreinander da und wir machen es uns gegenseitig schwerer, als es sein müsste.«

»Ich finde, dass das Thema sehr romantisiert wird. Sowohl die Schwangerschaft als auch die Geburt sollen ein einziges erfüllendes, wundervolles Erlebnis sein.

In meinen beiden Schwangerschaften und bei beiden Geburten habe ich mich nicht gut gefühlt.«

»Dein Körper ist lange fremdbestimmt. Und dann kommen irgendwelche Leute und sagen so blöde Sprüche wie: ›Du bist ja nicht krank, sondern schwanger.‹ Klar, der Gedanke an das, wofür du es machst, ist total schön. Aber was ist denn bitte »krank«, wenn es eine Schwangerschaft nicht ist?!? Dein Körper funktioniert nicht mehr ansatzweise so wie sonst.«

»Zur Geburt: Mich kotzt dieser Konkurrenzkampf an. ›Ich habe die Wehen ohne PDA durchgehalten und du?‹ Bitte macht Erstmüttern klar, dass eine PDA kein Versagen ist! Ich habe mich bei Kind eins genau von solchen Aussagen beeindrucken lassen und mit Händen und Füßen gegen eine PDA gewehrt. Bei Kind zwei habe ich nichts auf diesen Bullshit gegeben, habe mir früh eine PDA legen lassen, und dann meditativ vor dem verschneiten Fenster vor mich hingeweht, bis K2 gefühlt einfach rausgeflutscht ist. Leute, ehrlich: Eine PDA ist eine mega Erfindung!!!«

»Der Spruch ›9 Monate braucht der Körper für das Baby, 9 Monate braucht er danach‹ ist für mich — und bestimmt für viele andere — nicht hilfreich, sondern eher gefährlich und druckaufbauend. Er suggeriert, dass nach einer bestimmten Zeitspanne (9 Monate) alles wieder so ist wie vorher. Das ist es nicht und wird es auch nie mehr sein. Es ist nicht immer einfach, mit den Veränderungen zu leben, aber es muss etwas daran geändert werden, dass Frauen immer nach dem Ideal ›Vor-Baby‹ streben. Das Annehmen und Leben mit körperlichen Veränderungen ist im Sinne der Selbstakzeptanz insbesondere als (Neu-)Mama notwendig. Auch um zu heilen und zu wachsen (körperlich und seelisch).«

WENN NICHT ALLES GLATTGEHT ...

Themen, über die öffentlich kaum bis gar nicht gesprochen wird, sind Geburtsverletzungen, traumatische Geburten und Depressionen bei (werdenden) Müttern. Aber es ist so wichtig, dass wir darüber reden, damit Frauen besser darauf vorbereitet sind, was während und nach der Geburt passieren kann.

Geburtsverletzungen sind vielen Frauen peinlich oder unangenehm. Verletzungen können klein und unbedeutend sein, aber eben auch schwerwiegend mit langfristigen Auswirkungen auf die Gesundheit. Wer jetzt aus Scham nicht zum Arzt oder zur Ärztin geht und sich helfen lässt, der riskiert Schmerzen und Krankheiten. Diese Scham bauen wir nur ab, wenn wir offen über unseren Körper sprechen. Nur aus diesem Grund rede ich mittlerweile über meine Analfissur und es gibt weiß Gott schönere Dinge.

So viele von euch haben übrigens gesagt, dass sie sich während der Geburt übergangen oder entmächtigt gefühlt haben. Dass einfach ohne sie zu fragen über ihren Kopf hinweg entschieden wurde. Dass sie selbst nicht mehr geradeaus denken konnten. Deshalb an dieser Stelle der Tipp, vorher mit eurer Begleitung darüber zu sprechen, wie ihr behandelt werden möchtet. Und vor allem auch ganz klar festzulegen, was ihr *nicht* möchtet.

Es ist wichtig, dass ihr eurer Ärztin oder Hebamme von allen Schmerzen und Beschwerden berichtet, die ihr nach der Geburt habt. Geburtsverletzungen treten häufig auf, damit müsst ihr euch nicht allein fühlen. Danke, dass ihr eure Geschichten teilt!

»Zu Geburtsverletzungen will ich sagen, dass es wohl sein kann, dass man scheiße zusammengenäht wird. Der Riss bei meiner zweiten Geburt war so heilend, weil ich korrekt zusammengenäht wurde (bin an der gleichen Stelle wie beim ersten Kind gerissen). Davor hatte ich sechs Jahre lang Schmerzen beim Sex und der Gyn hat immer so getan, als könne das nicht sein und als bilde ich mir das ein.«

»Nach dem Dammriss fühlte es sich an, als würde man über Tage Glasscherben pissen.«

»Stuhlgang ist eine echte Herausforderung. Nicht zu dolle drücken, sonst rutscht evtl. noch was aus der lädierten Scheide mit raus. Und unbedingt eine Popo-Dusche bereithalten: Jedes Toilettenpapier, auch superflauschig, schmerzt einfach nur wie Sau.«

»Beim zweiten Kind bin ich etwas gerissen und musste genäht werden. Während ich also mein verdientes Nutella-Brot aß, schaute ein Medizinstudent im 10. Semester beim Nähen des Dammschnittes zu. Er verzog sein Gesicht und mein trockener Humor brachte nur hervor: ›Es ist nicht immer schön, eine Frau zu sein …‹ Er guckte mich nur an und sagte: ›Ich sehe es.‹«

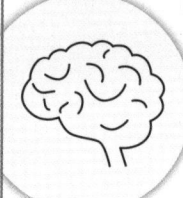

In manchen Fällen kann eine Geburt auch traumatisch sein, zum Beispiel bei einem Not-Kaiserschnitt, einer langen und schmerzhaften Geburt, bei Geburtsstillstand oder einer schlechten Betreuung durch das medizinische Personal.

Eine der häufigsten Auswirkungen von traumatischen Geburten ist die Entwicklung von Geburtsängsten oder die Angst vor einer erneuten Schwangerschaft. Auch posttraumatische Belastungsstörungen (PTBS) spielen hier mitunter eine Rolle, inklusive Flashbacks, Albträumen und Angstzuständen. Eine traumatische Geburt ist niemals die Schuld der Frau. Wir Frauen sollten all unsere Geburtserfahrungen anerkennen.

Therapeuten und Therapeutinnen oder Geburtsdoulas, die auf die Betreuung von Frauen nach traumatischen Geburten spezialisiert sind, können helfen, Erfahrungen zu verarbeiten und Wege zu finden, um mit den emotionalen und psychischen Folgen umzugehen. Es ist aber auch enorm wichtig, dass wir als Partner:innen, Familienmitglieder und Freunde/Freundinnen da sind. Dass wir zuhören und Gefühle und Bedürfnisse anerkennen und unterstützen. Es gibt Selbsthilfegruppen von Frauen, die ähnliche Erfahrungen gemacht haben. Hier könnt ihr euch gegenseitig unterstützen und euch gemeinsam auf den Weg der Genesung machen.

Dass ihr nicht allein seid, zeigen die folgenden Nachrichten:

»Die Geburt meines 2. Kindes war wirklich nicht ohne. Ich bin eigentlich eine gestandene OP-Schwester, die nichts so schnell aus der Bahn wirft. Aber ich habe meinen Beruf aufgegeben. Die Angst ist zu groß, dass ich mal wieder mit einem Flashback dastehe und meine Arbeit nicht richtig leisten kann.«

»Ich hatte einen Schwangerschaftsdiabetes, daher benötigten wir eine Klinik mit Kinderklinik-Anschluss. Als es losging, war noch alles ok, bis die Wehen sich nicht mehr abgebaut haben, sondern noch aufeinander gelagert kamen. Dann ging es so schnell, dass ich Panik hatte, sie schneiden mich auf, bevor ich schlafe. Bei der OP kam es dann noch zu einer Uterusruptur: Der Zwerg hat sich vor lauter Stress aus dem Becken wieder rausbugsiert und wurde mit dem Hintern zuerst geholt. Normalerweise dauert ein Kaiserschnitt etwa 30 Min, in meinem Fall waren es drei Stunden. Alle Anwesenden waren geschockt, weil wir es beide fast nicht geschafft hätten. Ich glaube, ohne das tolle Team und meinen Mann wäre ich heute nicht so gut beieinander. Schlimm sind danach die Menschen, die meinen, sei froh, dein Kind ist gesund. Wie es den Müttern danach geht, interessiert keinen.«

»Ich habe 2016 unsere dritte Tochter geboren. Bei der Hebamme fühlte ich mich sehr gut aufgehoben. Die Geburt war sehr intensiv. Jede Wehe raubte mir den Atem und ich schrie vor Schmerz. Kurz vor den Presswehen begann die Hebamme, mich zu massieren. An meiner Klitoris. Ich habe das gar nicht richtig realisiert. Spürte nur die Massage und merkte unbewusst, irgendwas stimmt hier nicht. Ich hatte in der Schwangerschaft gelesen, dass manche Frauen unter der Geburt einen Orgasmus bekämen. Durch die intensive Durchblutung, den Schmerz, keine Ahnung. Ich hatte damit eigentlich kein Problem. Es war nur schwierig, dass die Hebamme es nicht angesprochen hat. Sie hat mich nicht über ihr Vorgehen informiert. Oder meinen Mann. Jedenfalls hat mir das extrem zu schaffen gemacht. Es fühlte sich an wie ein Missbrauch. Was es ja letztendlich auch war. Ich sprach mit der Hebamme darüber, sie entschuldigte sich bei mir und bedankte sich für den Hinweis. Ich weiß, sie hat es nur ›gut gemeint‹. Dann kam der erste Sex mit meinem Mann nach der Geburt. Und da ging gar nichts mehr. Er wollte mich berühren, doch da war schon eine Hand in meinem Schritt. Nämlich die der Hebamme. Ich konnte nicht mit ihm schlafen, da das Gefühl so krass war. Ich konnte es in meiner Therapie gut lösen und aufarbeiten. Vieles geschieht unbewusst und viele Frauen trauen sich nicht, darüber zu reden.«

SEI STILL UND STILLE

Von Freundinnen und aus der Familie weiß ich bereits, dass das Thema Stillen kein einfaches ist. Häufig sind die Brustwarzen entzündet, es klappt nicht richtig oder es tut weh. Wie riesig dieses Thema aber tatsächlich ist, habe ich erst begriffen, als ihr mir eure Nachrichten geschickt habt – ich hätte dieses ganze Buch nur mit euren Nachrichten zum Thema Stillen füllen können.

Brüste, ja, aber bitte nur im sexuellen Kontext. Stillen in der Öffentlichkeit!? Bitte nicht, völlig unangebracht … Wusstet ihr, dass es ein juristisches Gutachten zur »Zulässigkeit des Stillens in Cafés und Gaststätten« (2016) des Deutschen Bundestages gibt? Dieses Gutachten kommt zu dem Schluss, dass das Stillen in der Öffentlichkeit grundsätzlich zulässig ist – ach, ist ja nett, danke! Aber da haben wir die Rechnung ohne den Wirt gemacht, denn: Es gibt ja noch das Hausrecht. Wenn andere Gäste oder Mitarbeiter:innen sich dadurch gestört fühlen, darf eine stillende Mutter zugunsten fünf anderer zahlender Gäste des Ladens verwiesen werden. Willkommen in Deutschland! Jetzt kommt aber Trick 17: Bestellt erst euren Kaffee und die Stulle und stillt dann. Denn sobald ein sogenannter Bewirtungsvertrag zustande gekommen ist, wirds schwer mit dem Verweis. Dann ist ein Hausverbot nur zulässig, wenn ihr euch wirklich derbe daneben benehmt oder strafbar macht.

Stillen ist eine der natürlichsten Funktionen des weiblichen Körpers. Aber nicht alle Mütter stillen – und das aus den unterschiedlichsten Gründen. Manche Frauen haben anatomische Probleme wie flache oder umgekehrte Brustwarzen, die das Stillen erschweren oder sogar unmöglich machen können. Andere Frauen haben Erkrankungen wie Brustkrebs oder Infektionen. Manchmal kann auch der Säugling Schwierigkeiten haben, anzudocken. Und einige Frauen wollen einfach nicht stillen.

Unabhängig von den Gründen sollten Mütter, die nicht stillen, nicht verurteilt werden. In unserer Gesellschaft werden Frauen, die nicht stillen, oft immer noch als »schlechte Mütter« angesehen oder als »nicht ausreichend informiert«. Achtung, jetzt kommt 'ne Überraschung: Jede Frau darf – jaahaaa, auch unabhängig von unserer persönlichen Meinung – entscheiden, ob sie ihre Brüste zum Stillen herhalten will oder nicht. Geht uns nix an. Nee, wirklich nicht. Nein, Hans-Peter, dich auch nicht.

Was nämlich keine Mama braucht, sind zusätzliche Stressfaktoren durch ungefragte Kommentare. Ich habe aber nach euren Meinungen gefragt. Und deshalb seid ihr jetzt wieder dran, ihr könnt das besser als ich, denn ich hab keine Ahnung vom Stillen:

```
»Stillen ist das Beste fürs Kind – das be-
kommt jede Schwangere monatelang erzählt
```

und dann geht das in Muttigruppen weiter. Es geht immer ums Stillen. Ich konnte es nicht und habe mich immer schlecht gefühlt. Alles tat weh, meine Brustwarzen waren wund und blutig, ich hatte einen Dammschnitt und war so am Ende. Ich konnte nicht mehr essen und nicht schlafen. Als die Verantwortung über das Stillen endlich von mir genommen war, ging es mir besser. Ich konnte mich erholen und mich über meine Mutterrolle freuen. Aber viele und allen voran meine damalige Kinderärztin haben mich dafür kritisiert, ohne die Gründe zu hinterfragen. Das ist schlimm.«

»Tatsächlich hatte ich keine Ahnung, dass es beim Stillen ein ›richtiges‹ Anlegen gibt. Also wie weit muss die Brustwarze in den Mund, wo muss die Zunge des Kindes liegen, damit es richtig saugen kann. Welche Positionen sind gut usw.«

»Das Stillen klappte nicht. Mir hat jede Schwester etwas anderes erzählt. Teilweise wurde mir einfach an die Brüste gepackt, ohne mich zu fragen. Als ich nach einer Stillberatung fragte, wurde mir gesagt, ich hätte einen Termin machen müssen, jetzt würde das nicht mehr gehen. Ich war überfordert und eingeschüchtert. Erst meine Hebamme für das Wochenbett hat mir zu Hause in Ruhe helfen können. Das Stillen klappte dann mit Stillhütchen. Mein Körper hat so viel Milch produziert, dass ich, obwohl meine Tochter gut getrunken hat, einen Milchstau mit Fieber bekommen habe. Das waren furchtbare Schmerzen.«

»›Jede Frau kann stillen, wenn es nicht funktioniert, dann macht sie es nicht richtig.‹ Ich würde gern jeder Person den Hals umdrehen für diese Aussage. 4 Monate habe ich alles versucht, bis mein komplettes Umfeld gebettelt hat, dass ich aufhören soll, weil ich deswegen fast in eine Depression gerutscht bin.«

ES TRÖPFELT

Viele Frauen denken, sie machen einen Rückbildungskurs, und dann ist alles wieder im Lot. Aber durch die Erzählungen zahlreicher Freundinnen weiß ich, dass die Rückbildung nach einer Geburt eigentlich ein dauerhafter und oft jahrelanger Prozess ist, der in den Alltag eingebunden werden sollte. Wenn man sich nach einer Schwangerschaft nämlich nicht gewissenhaft um seinen Körper kümmert, können einige Dinge schieflaufen.

Der Beckenboden, der während Schwangerschaft und Geburt stark belastet wird, kann geschwächt werden, was zu Inkontinenzproblemen führt. Die Bauchmuskeln, die sich während der Schwangerschaft dehnen, können an Kraft verlieren. Das führt zu einer schlechten Körperhaltung, die wiederum in Schmerzen und weiteren Problemen gipfeln kann. Auch das Risiko von Blasenproblemen, Harnwegsinfektionen und Harninkontinenz kann erhöht sein.

Während der Schwangerschaft gibt der Körper Kalzium an das sich entwickelnde Baby ab, was dazu führen kann, dass die Knochen der Mutter an Dichte verlieren. Die Folge: Osteoporose. Dieses Risiko kann durch eine angemessene Ernährung und Bewegung während der Schwangerschaft minimiert werden, aber viele Frauen vernachlässigen diese wichtigen Schritte, weil sie es vielleicht schlicht auch nicht wissen.

Ich glaube, viele Frauen geraten auch sehr leicht unter Druck, weil sie erwarten, ihren Körper vor der Geburt wiederzubekommen. Aus euren Erfahrungsberichten weiß ich, dass das eigentlich nie der Fall ist. Für mich einleuchtend, denn der Körper hat etwas so Krasses geleistet, das natürlich Spuren hinterlässt. Sich aber mit diesen Spuren zu arrangieren, ist wieder ein ganz anderes Thema. Hier eure Geschichten dazu:

»Ich bin freiberufliche Hebamme. Die meisten Frauen denken, dass ein Kurs reicht, und dann wird das wieder mit dem Beckenboden. Ich wünsche mir viel mehr Aufklärung und Information darüber, wie wichtig er ist und dass jede Frau, egal ob geboren oder nicht, ihn stärken sollte.«

»Es ist eine Schande, dass Rückbildungskurse so wenig kontrolliert werden. Die Qualität ist soooo unterschiedlich! Bei Kind 1 sind wir auf Zehenspitzen im Kreis gehüpft. Das hat bestimmt viel gebracht ... *Ironie off* Bei Kind 2 hatte ich eine unfassbar tolle Hebi, die uns richtig hat schuften lassen. Keine Stunde ohne fetten Muskelkater. Und nachhaltig. Viele der Übungen mache ich jetzt noch — vier Jahre danach. Mit meinem Beckenboden habe ich keine Probleme bisher.«

»Puller mir aktuell regelmäßig ein.«

»Rückbildung hört nicht mit dem Kurs auf. Eigentlich sollte man das täglich einbauen. Vergesse ich auch, aber es müsste wie Zähneputzen täglich getan werden.«

»Rückbildung ist fucking wichtig! Nicht mit Kind, sondern allein in Ruhe! Intensiv! Das ist keine Me-Time als Mutter, das ist absolut nötig, wenn ich nicht mit 60 bei jedem Lachen in die Hose pissen möchte!«

MEHR ALS EIN BABY BLUES

Schätzungen zufolge leidet eine von zehn Müttern unter einer postnatalen Depression (PND). Leider wird sie häufig nicht erkannt und daher unbehandelt gelassen. Die Geburt eines Kindes ist für die meisten Frauen ein wunderschönes Ereignis, das glücklich macht. Aber das ist eben nicht immer so. Viele Frauen erleben Traurigkeit, Stimmungsschwankungen und Ängste, während andere Schwierigkeiten haben, eine Bindung zu ihrem Baby aufzubauen oder sich um sich selbst und das Baby zu kümmern. Ganz wichtig: Diese Symptome sind *nicht* das Ergebnis von Schwäche oder Unfähigkeit. PND ist eine reale Erkrankung, die angemessen medizinisch behandelt werden sollte. Sucht euch Hilfe!

»Postnatale Depression ist defintiv ein Tabuthema. Meine wird von meiner Schwiegerfamilie bis heute negiert. Ich habe mich halt angestellt, deshalb gab es auch keine Hilfe.«

»Eine Freundin war 6 Monate in der Psychiatrie. Sie ist im Dorf bis heute ›die, die mal in der Klapse war, weil sie mit den Kindern überfordert war‹.«

»Ich glaube, dass ich die ersten Monate nach der Geburt meines ersten Kindes in eine Depression gefallen bin. Glauben, weil medizinisches Fachpersonal vor, während oder nach dem Wochenbett nicht mit mir darüber

gesprochen hat. Nach einer traumhaften Schwangerschaft mit meinem Wunschkind traf es mich wie ein
Schock, wie sehr mich die Situation überfordert hat.
Mein Körper war mir fremd. Zudem fühlte es sich so
an, als ob er nicht mehr mir gehören würde, sondern
nur zur Melkmaschine mutiert wäre.«

»Ich arbeite selbst im Bereich Psychiatrie. Obwohl ich
so viel über die Psyche und psychische Erkrankungen
weiß, habe ich zunächst nicht bemerkt, dass ich selbst
eine PND habe. Ich habe einfach gedacht, ich wäre eine
schlechte Mutter, ein schlechter Mensch und mit mir
wäre etwas falsch. Das ging so weit, dass mein einziger Ausweg Suizid zu sein schien. An diesem Punkt
hat meine Familie erkannt, dass es mir nicht gut geht
und mir geraten, Hilfe zu suchen.«

DIE MUTTER OHNE KIND

Wir müssen mehr über Fehlgeburten sprechen. Fehlgeburten sind ein Thema, das oft im Stillen und ohne öffent-
liche Aufmerksamkeit behandelt wird. Zahlreiche Freundinnen von mir haben es schon erlebt, manche mehrfach.
Die Wahrscheinlichkeit, dass auch du eine Frau kennst, die
schon einmal eine Fehlgeburt hatte, ist ziemlich groß.

Die meisten Fehlgeburten treten in den ersten 12 Wochen der
Schwangerschaft auf, und es wird geschätzt, dass etwa 12 bis 24 Prozent aller Schwangerschaften in einer Fehlgeburt enden.

Diese Zahlen beziehen sich auf Frauen, bei denen die Periode
ausblieb und die Schwangerschaft nachgewiesen wurde. Berechnen
wir die Frauen mit ein, die unwissentlich schwanger sind, dann ist
der Anteil der Fehlgeburten schätzungsweise noch deutlich höher.

Vier von fünf Fehlgeburten geschehen in den ersten drei Monaten, danach sinkt die Wahrscheinlichkeit deutlich. Es gibt verschiedene Gründe für eine Fehlgeburt, die wir hier aber nicht erörtern wollen. Vielmehr soll es darum gehen, was so ein Erlebnis mit den Frauen macht und dass wir Betroffenen leichteren Zugang zu Hilfsangeboten ermöglichen. Eine Fehlgeburt kann eine traumatische Erfahrung sein und Trauer, Verlustgefühle sowie Depressionen nach sich ziehen. Viele Frauen fühlen sich schuldig und fragen sich, ob sie etwas falsch gemacht haben. Nein, haben sie nicht. In den allermeisten Fällen hat die Frau überhaupt nichts falsch gemacht. Und es ist wichtig zu betonen, dass die meisten Frauen nach einer Fehlgeburt später eine gesunde Schwangerschaft haben.

»Man denkt, man wäre allein damit. Im Umfeld sind nur die Fälle bekannt, bei denen es geklappt hat. Man gibt sich selbst die Schuld, weil man es offenbar ›nicht hinbekommen hat‹. Auch dass man nach einer Fehlgeburt zum Teil um eine Krankschreibung betteln muss, ist schrecklich. Zumal man ein Trauma zu verarbeiten hat und auch Schmerzen körperlicher Natur.«

»Bei meiner Fehlgeburt meinte der Arzt (beim vorherigen Termin konnte ich bereits den Herzschlag hören): ›Oh, das sieht aber gar nicht gut aus, da sind ja nur noch Fetzen in Ihrer Gebärmutter.‹ Ich war und bin bis heute geschockt, wie er das formulierte.«

»Fehl- und Totgeburten gehen nicht selten mit einer Reihe von Folgen einher. Unter anderem Körperbildstörungen,

Anpassungsstörungen, Depressionen etc. Das veränderte Rollenbild ist für viele Frauen sehr schwierig. Also sich als Mutter zu fühlen, aber ›ohne‹ Kind von der Außenwelt nicht als Mutter wahrgenommen zu werden.«

»Ich hatte in der 12. Woche eine missed Abortion. Der Herzschlag war nicht mehr da. Mein Arzt meinte nur: ›Tja, das war wohl nix.‹ Ich war absolut fassungslos. Meine Frage, wie es weitergehen soll, wurde nicht wirklich beantwortet. Statt mich dann sofort in ein Krankenhaus zu überweisen, wollte er einen natürlichen Abort erzwingen, was nicht funktionierte. Ich hatte noch gut 4 Wochen den toten Fötus in mir. Einen Tag vor der OP begann dann der natürliche Abort. Ich hatte noch nie solch schlimme Schmerzen, erst die Medikamente im Krankenhaus haben geholfen. Ich finde es immer noch unzumutbar, am nächsten Tag einfach arbeiten gehen zu sollen, als wäre nichts gewesen.«

MEIN KÖRPER, MEINE ENTSCHEIDUNG

Abtreibung ist ein Thema, das seit Langem kontrovers diskutiert wird. Es geht dabei um die Frage, ob Frauen das Recht haben sollten, eine Schwangerschaft zu beenden, wenn sie dies wünschen.

Diese Frage hat politische, moralische und gesellschaftliche Auswirkungen und ist Gegenstand von Debatten und Gesetzgebungsverfahren auf der ganzen Welt. Es ist eine Debatte, die mich unfassbar wütend macht. Sie macht wütend, weil Frauen Rechte genommen werden. Weil meist von Männern über den Körper von Frauen bestimmt wird. In den letzten Jahren haben zahlreiche Länder Gesetze eingeführt, die Abtreibungen einschränken oder verbieten. Diese Gesetze führen zu Recht zu heftigen Protesten und Kontroversen. Denn sie zwingen Frauen dazu, unsichere und illegale Abtreibungen durchzuführen, was zu gefährlichen gesundheitlichen Komplikationen oder sogar zum Tod führen kann. Und diese Gesetze zwingen Frauen in alte Rollen zurück.

Frauen müssen das Recht haben, über ihren eigenen Körper und ihre eigene Schwangerschaft zu entscheiden. Abtreibung ist ein notwendiges Recht, um Frauen zu ermöglichen, ihre eigene Gesundheit und ihr eigenes Leben zu schützen und ihre Lebensumstände zu kontrollieren. Ich glaube, weil dieses Thema noch mehr tabuisiert wird als andere Körperthemen und weil in diesem Kontext auch oft das Wort *Mord* fällt, ist die Hemmschwelle, darüber zu sprechen, noch um einiges höher. Daher bin ich nicht verwundert, dass nur wenige Nachrichten von euch zu diesem Thema kamen. Zwei davon lest ihr hier:

»Vor 12 Jahren lebte ich in Scheidung, war 36 Jahre alt, in meiner 15-jährigen Ehe nie schwanger geworden — und war es nun in einer nicht ernst zu nehmenden Beziehung. Das ergibt eine schwierige Rechtslage im deutschen Familienrecht mit dem Noch-Ehemann. Hinzu kommt, dass diese Ehe innerhalb einer extrem konservativen christlichen Gemeinschaft bestanden hatte. Mein Entschluss zur Scheidung bedeutete das Ende jeder sozialen Beziehung aus diesem Umfeld und damit auch meiner Familie. Obwohl ich Kinder sehr liebe und damals ahnte, dass das meine letzte Chance auf ein eigenes Kind sein könnte, entschied ich mich für eine Abtreibung. Meine eigene Existenz aufrechtzuerhalten — emotional, mental, finanziell, gesundheitlich –, war nur am Rande der Grenzen meiner Kraft möglich. Ich hätte diesem Kind keine Mutter sein können. Beim Schreiben dieser Zeilen laufen ein paar Tränen über meine Wangen. Dennoch überwiegt die Gewissheit, damals die richtige Entscheidung getroffen zu haben. Mit den Instanzen habe ich gute Erfahrungen gemacht: Beratungsstelle (interessiert, sinnvoll abwägend, urteilsfrei, ermutigend die eigene Position zu finden und zu halten), Klinik für ambulanten Eingriff (freundliche, mitfühlende, unvoreingenommene Behandlung), Gynäkologin für die Nachsorge (fürsorglich, optimistisch). Nur der Arzt, der die Schwangerschaft bestätigte, zeigte sich verurteilend, abschätzig, übte Druck aus, indem er mich bei der Ultraschalluntersuchung wiederholt zwang, den Herzschlag zu sehen, zu hören, wahrzunehmen und mich bedrängte, die Schwangerschaft fortzusetzen. Er stellte jedoch keine einzige Frage zu den Umständen der Entstehung oder meinen eigenen Lebensumständen. Das war furchtbar! Ich habe mir danach natürlich eine andere Praxis gesucht. Heute gibt es Kinder in meinem Leben – von engen Freunden. Das macht mich glücklich!«

»Ich hatte einen Schwangerschaftsabbruch und ich habe den ganzen Prozess als schlimm empfunden und nicht wirklich hilfreich. Seit diesem Vorfall setzte ich mich mit dem Thema auseinander. Mir ist eine Sache aufgefallen: Die vorhandene Literatur, die die unterschiedlichsten Ansätze und Argumente zu dem Thema beschreibt, scheint mir einen Logikbruch zu haben, weil eine entscheidende Perspektive kaum bis gar nicht betrachtet wird — die Perspektive, die die Verantwortung des Mannes betrachtet. Ich hätte mir gewünscht und hatte ihn auch gebeten, mit zum Beratungsgespräch zu kommen, sich an den Kosten zu beteiligen und (weil er Arzt ist) sich auch an der Nachsorge zu beteiligen. Also das Mindeste, was man an Unterstützung geben kann. Er ist lieber in den Urlaub gefahren und hat das Handy ausgeschaltet, als ich ihm gesagt habe, dass ich Angst und Panik habe. Und wenn ich das Kind behalte, hat er mir gesagt, dürfte ich nur in einem Umkreis von 30 km von ihm wohnen. Ich hatte das Gefühl, 100 Pflichten erledigen zu müssen, aber keine Rechte zu haben.«

WENNS EINFACH NICHT KLAPPEN WILL

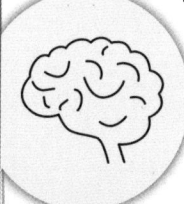

Unfruchtbarkeit ist ein Thema, das für viele Frauen enorm belastend ist. Und es ist ebenfalls eines der großen Tabuthemen. Denn Frauen fühlen sich oft schuldig und minderwertig, weil es bei ihnen einfach nicht klappt. Auch die Partnerschaft kann darunter extrem leiden.

Unfruchtbarkeit betrifft viele Frauen. Es wird geschätzt, dass in Deutschland rund 10 bis 15 Prozent aller Paare Schwierigkeiten haben, schwanger zu werden. In vielen Fällen ist die Ursache der Unfruchtbarkeit nicht bekannt. Bei Frauen kann die Unfruchtbarkeit auf viele Faktoren zurückzuführen sein, wie zum Beispiel eine Eileiterverschließung, hormonelle Störungen oder Endometriose.

Frauen finden sich oft in einem Teufelskreis aus Schuldgefühlen, Scham und Depressionen wieder, wenn sie Schwierigkeiten haben, schwanger zu werden. Sie fühlen sich allein und isoliert in ihrer Unfähigkeit, ein Kind zu bekommen, und erleben teils auch negative Auswirkungen auf ihre Karriere und ihre sozialen Beziehungen.

Bitte zögert nicht, Freunde/Freundinnen, Familie oder Fachpersonal um Hilfe zu bitten. Der Austausch von Erfahrungen mit anderen Menschen, die ähnliche Probleme haben, kann sehr hilfreich sein.

»Das Schlimmste war das Gefühl zu versagen. Gefühlt alle um mich herum wurden einfach so schwanger. Eine Freundin hat 3 Kinder zur Welt gebracht. Nur ich war nicht Frau genug, schwanger zu werden. Von außen kam dann gern Bodyshaming. ›Du wirst nicht schwanger, weil du zu dick bist.‹ Auch schön: ›Entspann dich doch mal. Ihr müsst mal in den Urlaub fahren. Bei XY hat es geklappt, als sie endlich mit dem Kinderwunsch abgeschlossen hatten.‹ Ehrlich? Ich hätte jeden schlagen können, der mir so etwas gesagt hat.«

»Wie hab ich mich gefühlt, als ich jetzt mit 33 schwanger geworden bin, aber durch eine Kinderwunschklinik? Als Versagerin. Beruflich immer alles hinbekommen, aber es nicht schaffen, von allein Mutter zu werden.«

»Ich war in einem Kinderwunschzentrum, meine befruchtete Eizelle wurde mir eingesetzt. Was man da durchgemacht hat, kann man mit wenigen teilen. Warum? Weil es immer noch ein riesiges Tabuthema in unserer Gesellschaft ist. Eine Frau ist keine Versagerin, wenn es nicht von allein klappt!«

»Mein Mann und ich hatten schon lange einen Kinderwunsch. Bei meinem Check bei der Frauenärztin war immer alles in Ordnung und sie prophezeite mir, dass ich ohne Probleme schwanger werden könne. Da sich nach fünf Jahren vergeblichen Versuchens keine Schwangerschaft einstellte, bin ich dann doch in eine Kinderwunschklinik gegangen und hab mich durchchecken lassen. Alles okay. Die Ärztin sagte, mein Partner müsse auch zum Check kommen. Nach langem Überreden ist er schließlich hingegangen. Heraus kam, dass ich mit dem Ergebnis des Spermiogramms nie auf natürlichem Wege schwanger werden kann. Ich war bitter enttäuscht und habe geweint. Jeder hatte immer mich im Verdacht, dass bei mir etwas nicht stimmt. Es gab Vorwürfe von meiner Schwiegermutter und meinem Schwager, die mit dem Finger auf mich zeigten. Nach der Untersuchung konnte mein Mann zwei Wochen nicht mit mir reden und schlief auf der Couch. Es hat viel Zeit gebraucht, bis wir wieder zueinandergefunden und uns für den Weg der Kinderwunschbehandlung entschieden haben. Momentan sind wir in Behandlung und ich drücke die Daumen, dass sich der Kinderwunsch doch eines Tages für uns erfüllt.«

KINDERFREI, NICHT KINDERLOS

Wenn du dich als Frau bewusst dafür entscheidest, kinderfrei zu leben, stößt du regelmäßig auf Unverständnis, Verurteilung und Kritik. Obwohl es mittlerweile gesellschaftlich akzeptiert ist, dass Frauen eine Karriere verfolgen und finanziell unabhängig sein können (huuuui, danke!), wird die Entscheidung, keine Kinder zu haben, oft noch immer als egoistisch oder unverantwortlich angesehen.

Kürzlich fuhr ich mit dem Taxi nach Hause und wie so oft bei Berliner Taxifahrern wird man als Frau darauf angesprochen, ob man Kinder habe. Ich erwiderte: »Nein, habe ich nicht.« Daraufhin der Taxifahrer: »Das kommt schon noch.« Ich erklärte ihm dann, dass das bei mir nicht noch komme, da ich noch nie den Wunsch verspürt hatte, Mutter zu werden. Er wiederum erklärte mir, dass man über Frauen, die keine Kinder wollen, sage, sie seien selbstsüchtig. Dann war natürlich ich wieder an der Reihe, die ihm versuchte klarzumachen, dass es in der heutigen Zeit kaum etwas Egoistischeres gibt, als ein Kind zu bekommen. Wurde natürlich nicht akzeptiert als Argument. Als ich dann ausstieg, bedankte er sich für die nette Taxifahrt und sagte, dass kaum ein Gast so freundlich sei wie ich. Ich war schon fast wieder besänftigt, als er noch hinterherschob, dass er wirklich sehr, sehr traurig sei. Warum? Weil ich später mal als alte, einsame Frau enden würde, und das mache ihn einfach sehr betroffen. Ich habe ihm dann lachend versichert, dass er sich um mich keine Sorgen machen muss. Wohlgemerkt, das war kein alter Mann, sondern einer in meinem Alter. Und das war auch kein Einzelfall, so etwas passiert mir regelmäßig.

Es gibt viele Gründe, warum Frauen sich gegen Kinder entscheiden. Die einen möchten ihre Karriere oder persönliche Ziele verfolgen, andere haben einfach keinen Kinderwunsch oder möchten sich auf andere Arten engagieren, wie beispielsweise durch ehrenamtliche Tätigkeiten. Manche Frauen befürchten auch die Auswirkungen auf die Umwelt, die Überbevölkerung und den Klimawandel.

Trotz dieser legitimen Gründe sehen sich kinderfreie Frauen oft mit Vorurteilen und Diskriminierung konfrontiert. Sie werden als egoistisch oder selbstsüchtig dargestellt, weil sie sich angeblich nicht um die Zukunft kümmern oder die traditionelle Rolle einer Frau als Mutter nicht erfüllen. Diese Frauen werden noch zu häufig als unvollständig oder unweiblich betrachtet.

Ständig müssen sich kinderfreie Frauen rechtfertigen oder sogar entschuldigen, was zu einem Gefühl von Isolation und Einsamkeit führen kann. Manchmal sehen sich Frauen deswegen gezwungen, ihre Meinung zu ändern, obwohl sie sich immer noch nicht bereit fühlen. Kinderfreie Frauen sind genauso wertvoll und wichtig für die Gesellschaft wie Mütter. Sie tragen genauso zur Wirtschaft und Gemeinschaft bei und haben das Recht, ihre eigenen Entscheidungen zu treffen.

Insgesamt sollten wir als Gesellschaft die Entscheidungen von Frauen respektieren, unabhängig davon, ob sie Kinder haben oder nicht. Hören wir auf, Frauen für ihre Entscheidungen zu verurteilen, und fördern stattdessen eine Kultur des Respekts und der Unterstützung.

Ich hatte immer erwartet, Mutter zu werden, und hab das nie infrage gestellt, hielt es für die natürliche Konsequenz, als Teil des Frauseins. Die Zeit verging. Ich hörte nix ticken und mochte mein Leben, so wie es war, unheimlich gern. Dann, mit Anfang dreißig, wurde es plötzlich Thema. Es war, als würde ich plötzlich anders riechen. Eine Frau über dreißig, in einer Beziehung, immer noch kinderlos. Was ist da los?

Dieses gesteigerte Interesse an meiner Reproduktionsfähigkeit, auch öffentlich, irritierte mich. Und weckte Trotz in mir. Also verschloss ich mich vor diesem Thema, schob es beiseite, wie ich es leider öfter tue, wenn ich mich etwas nicht stellen möchte. Oder kann. Ich arbeite dran.

Leider verhinderte das auch, dass ich mich ehrlich mit meinen eigenen Gedanken, Wünschen, Sorgen und Ängsten befasste. In meinem Kopf wurde Mutterschaft, die ich immer für gesetzt, aber fern hielt, plötzlich konkret. Und kam gleich mit einer gewissen Dringlichkeit daher, weil sie mich in meinen Zwanzigern einen Scheiß interessiert hatte. Das war irgendwas für später. Bis aus später »jetzt oder nie« wurde.

Damit wurden aber auch meine Gedanken, die leisen, zweifelnden, konkret. Geburt, die Art, wie sich mein Körper verändern würde, mein ganzes Leben einmal auf links gedreht, die Vorstellung, mich und meine Interessen, Träume, Ziele hintanzustellen … abschreckend. Das Risiko, vielleicht einmal alleinerziehend zu sein, beängstigend. Vielleicht hätte es einen Partner mit Kinderwunsch gebraucht, dem ich aus Liebe ein Kind hätte schenken wollen, mit dem ich mir diese Lebensentscheidung hätte vorstellen können. Aber den gab es nicht. Mein damaliger Partner hatte sich klar gegen Kinder ausgesprochen. Eine Entscheidung, die aus seinen eigenen Kindheitserfahrungen herrührt und sein absolutes Recht ist. Für mich, eine Frau, in der kein dringender Kinderwunsch im Inneren brannte, die im Gegenteil immer mehr Zweifel hegte, ob sie sich dieser weitreichenden Entscheidung überhaupt sicher ist, erst mal kein K.-o.-Kriterium. Wir teilten viele andere Dinge. Gute Dinge.

Aber ich muss gestehen, mit der Zeit loderte da ein kleines Flämmchen in mir auf. Schwangerschaft, Geburt und Co, noch immer nicht reizvoll für mich, aber ein Kind haben? Mutter sein? Da gab es eine Sehnsucht. Und obwohl ich am liebsten gleich ein Kind im Teenageralter gehabt hätte (aus rein egoistischen Gründen. Ich liebe Schlaf und grause mich vor Elternabenden …), erwischte ich mich dabei, wie ich im Vorbeigehen Babystrampler und Kaugiraffen kaufte. Dann stand ich da, zu Hause, und wunderte mich über diese Impulskäufe. Und über mich. Ich packte die Sachen wieder weg. In eine Schublade. Genau wie meine Gedanken.

Mit den Jahren wurde die Schublade voller. Und mein Wunsch stärker. Aber auch die Zweifel an meiner Beziehung. Wir waren beide schon lange nicht mehr glücklich. Und konnten es uns doch nicht sagen.

Als wir uns trennten, war ich froh, dass wir kein Kind bekommen hatten. In der Trennungsphase, die hart und nicht friedlich war, meinte er einmal zu mir, dass es nicht an ihm gelegen hätte, dass wir keine Kinder hätten. Wäre es einfach passiert, hätte er sich schon damit arrangiert. Das hat gesessen. Tut es immer noch. Aber es bestärkt mich nur darin, dass es gut so ist. Ich hätte ihn nie einfach so vor vollendete Tatsachen gestellt. Diese nicht unübliche Handlungsweise empfinde ich als falsch und unfair. Ich hätte aber auch nicht einen Vater für mein Kind gewünscht, der sich dann mit ihm »arrangiert« hätte.

Wenn man sich mit 45 trennt, kann man nicht einfach mal so den Reset-Knopf drücken und von vorn anfangen. Zumindest beim Thema Mutterschaft geht das nicht. Als ich mich von meiner Frauenärztin dahingehend durchchecken ließ, fand sie drei Myome in meiner Gebärmutter: »Wenn Sie jetzt noch 'nen Kinderwunsch hätten, wäre es echt eng. Ohne OP und Hormontherapie könnte ich Ihnen da keine Hoffnungen machen. Und auch dann wäre es nicht garantiert. Aber damit sind Sie mit 47 ja glücklicherweise durch.«

Ich schaffte es noch aus der Praxis raus, ohne eine Miene zu verziehen. Dann brach ich heulend auf einer Parkbank zusammen.

Ehrlich gesagt weine ich auch jetzt, während ich das hier schreibe. Ich habe das noch nie jemandem erzählt. Der Schmerz war irrational und heftig. Ich hatte mir eigentlich keine Illusionen gemacht, die 47 war mir sehr wohl bewusst, und ich sah mich auch nicht mit Mitte fünfzig Pausenbrote schmieren. Ein potenzieller Partner für dieses Abenteuer war auch nicht in Sicht, und ich war grade dabei, mein Leben wieder neu aufzustellen. Aber es so knallhart zu hören, tat verdammt weh.

Ich hätte auch nicht erwartet, dass mich der Verlust meiner Fruchtbarkeit so treffen würde. Ich denke nicht, dass es mich weniger zu einer Frau macht, aber doch schließt sich da eine Tür, unwiederbringlich. Ich hätte zu verschiedenen Zeitpunkten in meinem Leben Mutter werden können. Einmal entschied ich mich bewusst dagegen. In den anderen Situationen hätte ich einfach nur den Mut haben müssen, es anzugehen. Ich hätte es trotz Vorbehalten, Ängsten und absolut sicherer Überforderung geliebt. Jetzt liebe ich es, keine Mutter zu sein. Die meiste Zeit jedenfalls. Die Freiheit und Selbstbestimmung, die damit einhergeht.

So oder so, der Zug ist abgefahren. Das ist auch irgendwie befreiend. Das Leben hat es für mich anders entschieden. Und ich habe es für mich entscheiden lassen.

Das sagte ich auch letztens so in einer Runde von Frauen bei einem beruflichen Event, bei dem man sich nicht kennt, aber freundlich zugetan ist. Generelles Nicken, bis auf eine. Die atmete einmal tief durch und meinte dann zu mir: »Hättest du es wirklich gewollt, hättest du das nicht ›das Leben entscheiden lassen‹ ...« – die letzten Worte äfft sie mir nach und zeichnet Anführungsstriche in die Luft. »Das wirst du noch bereuen. Du weißt nicht, was du verpasst.«

Nein, weiß ich nicht. Werde ich niemals erfahren. Aber genauso funktioniert das mit Entscheidungen. Man lebt mit den Konsequenzen. Ich kann nicht sagen, dass ich diese Entscheidung bereue, denn das war es nie: eine Entscheidung. Vielleicht hat sie recht mit dem ersten Teil, dass ich es bewusst entschieden hätte, wenn ich es unbedingt gewollt hätte. Ich war seltsam passiv bei diesem Vorgang, weil ich erst nicht sicher war, ob ich wirklich Mutter werden wollte oder nur dachte, es würde von mir erwartet. Dann war ich unsicher, ob ich mit dem Mann, der mein Partner war, überhaupt Kinder kriegen sollte. Wozu sie allerdings keinesfalls ein Recht hat, ist, für mich zu bestimmen, was ich bereuen werde und was nicht. Und es mir so vor den Latz zu knallen.

Das Thema Kinderwunsch und Mutterschaft ist ein äußerst sensibles, es ist definitiv kein Small-Talk-Thema, wie es zumeist in unserer Gesellschaft behandelt wird. Ob man nun freundlich nachhakt, »Wann es denn mal so weit ist«, oder einem ungefragt die eigene

Weltsicht aufs Brot schmiert, wir können nicht in die Köpfe der anderen hineingucken. Jede Frau hat ihre Geschichte dazu, ob es nun eine freie Entscheidung dafür oder dagegen war oder eine, die sie selbst nicht treffen durfte.

Frauen werden Mütter. Oder eben nicht.

Weder das eine noch das andere ist inhärent richtig oder falsch. Wir sind immer vollwertige Frauen, so oder so. Glücklich oder unglücklich können wir mit beidem werden. Und jeder Grund, dafür oder dagegen, ist berechtigt. Und persönlich.

Ich darf es als Mutter auch hart finden, mich überfordert fühlen und meinem früheren Leben nachtrauern, selbst wenn ich mir nichts sehnlicher gewünscht habe als ein Kind. Und dann weitermachen und auch das absolut Wundervolle daran wieder sehen. Ich darf mir auch manchmal wünschen, ein Kind mit meinen Augen und dem Charme seines Vaters (oder meinem Sturkopf und seiner Laktoseintoleranz) auf mich zurennen zu sehen, weil ich sein oder ihr Universum bin. Oder dann ausgeschlafen eine Flasche Rosé öffnen und mir spontan einen Flug nach Rom buchen. Man kann beides gleichzeitig fühlen. Ja, wirklich, das geht, so wunderbar vielschichtig sind wir.

Aber, und das ist die Quintessenz dieses langen Gedankengangs: Ich sollte das ohne Bewertung und Druck von außen machen dürfen. Es ist unsere ganz persönliche Entscheidung, manchmal eine, die nicht wir treffen, sondern unser Körper, das Leben, die Umstände.

»Ich bin 35 und lebe freiwillig kinderfrei. Tatsächlich war es aber ein Prozess. Mit dem gesellschaftlichen Gedanken aufgewachsen, dass man mit spätestens 30 eine Familie mit mindestens 2 Kindern gegründet hat, habe ich diesen Lebensstil nie hinterfragt. Bis ich mich etwas mit Familienplanung beschäftigt habe. Da mein Mann jedoch um einiges älter ist und sowohl er als auch ich Vorerkrankungen aufweisen, haben wir nie wirklich begonnen mit der Kinderplanung. Ich habe zwar für einige Zeit damit gehadert, ob wir es nicht doch intensiver hätten versuchen sollen, aber ich wollte diesen Mann und nicht eine Familie mit irgendjemand anderem. Heute kann ich sagen, ich bin froh und dankbar, ohne Kinder zu leben.«

»In meiner aktuellen Beziehung (queer, monogam) können wir uns beide keine Kinder vorstellen. Früher war da irgendwie mehr die Vorstellung von Mama-Mama/Papa-Kind, aber ich bin zu sehr mit mir selbst beschäftigt. Und ich glaube zum jetzigen Zeitpunkt, dass ich für mein Lebensglück keine eigenen Kinder brauche.«

NICHT NOCH MAL …

Ein riesiges Tabuthema ist zu guter Letzt die Mutter, die bereut. Bekannt als Regretting Motherhood.

Autorin und Journalistin Mareice Kaiser schreibt in einem Essay[2] in der ZEIT dazu Folgendes: »Es wundert mich nicht, dass eine Studie des Deutschen Instituts für Wirtschaftsforschung (DIW) nun belegt: In den sieben Jahren nach der Geburt eines Kindes verschlechtert sich das mentale Wohlbefinden von einem Drittel aller Mütter deutlich. Es handelt sich um eine sogenannte substanzielle Verschlechterung, so heißt es in der Studie. Das Unwohlsein der befragten Mütter äußert sich in drei Dimensionen: mentaler Stress,

---

2 https://www.zeit.de/zett/politik/2018-09/das-unwohlsein-der-modernen-mutter (zuletzt aufgerufen am 5.7.2023)

stressbedingter und sozialer Rückzug, depressive Verstimmungen und Angstgefühle.«

Ein Drittel. Wenn ich mir meine Freundinnen mit Kindern so ansehe, dann stimmt das. Aber reden will darüber kaum eine. Es heißt meistens: »Ja klar, es ist anstrengend, aber passt schon.« Ich glaube, es passt ganz oft gar nicht, aber für die Gefühle der Mutter ist kein Raum vorhanden. Hat sie ja schließlich so gewollt, soll sie sich gefälligst nicht beschweren.

Dabei fühlen sich so viele Frauen in ihrer Rolle als Mutter gefangen. Beim Bereuen geht es auch nicht darum, dass sie ihre Kinder nicht lieben. Nein, es geht darum, dass sie ihr Leben als fremdbestimmt empfinden, als unfrei. Und das sollten wir hören und anerkennen. Was für ein krasser Schritt es einfach ist, ein Kind in die Welt zu setzen, selbstlos und egoistisch zugleich, ein Welt-auf-den-Kopf-Drehen, bei dem man nicht weiß, was dabei herauskommt. Überforderung, Ängste, Erschöpfung auf der einen, überbordende Liebe, Hoffnung und Freude auf der anderen Seite. Und eine Rolle, die man natürlich bereuen darf, gerade weil man eben vorher nicht weiß, wie es wird und weil man nicht mehr rauskommt. Einen Job kann man wechseln, ein Kind bleibt. Lasst uns auch hier empathischer sein und Müttern signalisieren, dass alle Gefühle okay sind.

Danke, dass ihr auch hierzu zahlreich Geschichten teilt.

»Ich hab es schon öfter bereut, Mama geworden zu sein. Ich hab es mir nicht vorstellen können, dass man sein komplettes unabhängiges Leben aufgibt. Mein Sohn ist 15 Monate alt, und ich hab seit seiner Geburt genau 2 Stunden ›Me-Time‹ gehabt, letzten Samstag beim Friseur. Sonst existiere ich nur noch in Kombination mit meinem Sohn. Ich liebe ihn sehr, aber ob ich mich noch mal so entscheiden würde – eher nicht!«

»Es ist superhart, sich das einzugestehen, und ich spreche da offen nur mit sehr wenigen engen Freundinnen drüber, aber ja: Hätte ich gewusst, was auf mich zukommt, welche Belastungen (psychisch und physisch), wie wenig von mir selbst übrig geblieben ist ... ich hätte es nicht gemacht. Ich liebe mein Kind – gar keine Frage – sie ist ein wunderbarer Mensch, aber sie verlangt mir alles ab, so viel Kraft und Zeit. Habe viel zu wenig Zeit für mich und das Gefühl, dass ich selber verloren gegangen bin. Früher war meine Intuition immer, dass ich kein Typ für Kinder bin, und ich denke oft, ich hätte auf meine Intuition hören sollen.«

»Mutter zu sein bringt mich superoft an den Rand des Wahnsinns, mir fehlt meine Freiheit, ich bin hauptsächlich fremdbestimmt, ich hätte gern einfach mal wieder Stille, ohne ein schlechtes Gewissen zu haben.«

»Das ist ein sehr schambehaftetes Thema. Ich nenne es nicht direkt Reue. Es ist einfach die Tatsache, dass man als Mutter diesen Berg des eigenen Lebens aufgibt, für sein Kind, für die Gesellschaft ... aber diese wirklich große Aufgabe in keinem Verhältnis zur Entlohnung oder Entlastung steht. Ich bin zudem größtenteils Alleinerziehende. Der Vater ist ein zusätzlicher Stressor. Kein Wunder, dass die Anträge auf Mutter-Kind-Kuren immer mehr werden. Aber ja, das ist leider auch ein Abbild unserer individuellen Lebensweise. Generationsgemeinschaften gibt es in Deutschland kaum noch. Selbst die Rollen der Großeltern sind verschoben. Alles ein Riesenthema.«

»Ich würde mein Leben für meine Tochter geben, aber ich denke oft, dass ich ohne ein Kind ein besseres Leben hätte. Jedes Mal, wenn ich das schreibe oder ausspreche, wird mir immer bewusster, dass es wirklich so ist.«

»Ich bereue es, Mutter geworden zu sein. Das hat nichts mit meinem Sohn zu tun, sondern mit der Gesellschaft. Hätte ich gewusst, mit wie viel Hass ich als Geschäftsfrau und Mutter umgehen muss, hätte ich mir das erspart.«

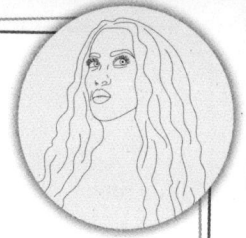

THERE WILL BE BLOOD – DER ZYKLUS

»Die Geschichte der Menstruation ist eine Geschichte voller Missverständnisse«, das weiß ich schon seit den Neunzigern. Da wurde mir in der OB-Tamponwerbung (Fun Fact: OB steht für »Ohne Binde«) vermittelt: »Man riecht nichts, man sieht nichts. Und außen bleibt alles angenehm sauber.« Und dann schloss sich eine weibliche Hand um den Tampon. Wenn das nicht mal ein Missverständnis ist.

Genauso wie die blaue »Ersatzflüssigkeit«. Meine ganze Wahrnehmung von Periode bestimmten irgendwie in Weichzeichner getauchte Bilder von radschlagenden, lachenden Frauen, blauer Flüssigkeit und der Farbe Weiß. Unverhältnismäßig viel Weiß, wenn ich darüber nachdenke, dass das eigentlich die letzte Farbe ist, die für die Zeit unserer Menstruation steht. Irgendwie war alles so steril, rein, aseptisch ästhetisch. Ganz im Gegensatz zur messy blutigen, schmerzerfüllten Realität.

Das größte Missverständnis, das uns beigebracht wird, ist aber wohl, dass wir in der Zeit so tun sollen, als wäre nichts. Man riecht nichts, man sieht nichts, alles ist angenehm sauber. Wir lächeln dümmlich in weißen Jumpsuits, treiben gelassen Sport – mit anderen Worten: Wir funktionieren, so wie immer.

Nun, immerhin werden wir an unseren »unreinen« Tagen nicht mehr in die Verbannung geschickt, weil wir sonst dafür sorgen, dass die Milch gerinnt, die Hefe nicht aufgeht oder das Obst fault. Oder Spiegel trüben, Blumen verwelken und der Wein sauer wird ...

ANTIKE ANSICHTEN

Immerhin steht ja schon in der Bibel: »Wenn ein Weib ihres Leibes Blutfluss hat, die soll sieben Tage beiseite getan werden; wer sie anrührt, der wird unrein sein bis zum Abend. Und alles, worauf sie liegt, so lange sie ihre Zeit hat, wird unrein sein, und worauf sie sitzt, wird unrein sein ...« Drittes Buch Moses, und da gehts noch ewig weiter so. Ähnliche Vorstellungen gibt es auch im orthodoxen Judentum und im Islam, is klar.

Doch damit nicht genug, wie Journalistin Alexandra Eul für die Zeitschrift EMMA recherchierte: »Hippokrates, auf dessen Eid sich Ärzte bis heute berufen, vertrat um 460 v. Chr. die folgende Auffassung: Die Konstitution der Frau sei feuchter, weniger dicht und weniger stark als die des Mannes, weswegen sich der Körper regelmäßig von ›überschüssigen Säften‹ reinigen müsse. Auch Aristoteles (um 384 v. Chr.) interpretierte die Menstruation als Anzeichen für die Minderwertigkeit der Frau. Für ihn war das Menstruationsblut das ›Material‹, aus dem Kinder entstehen. Der Mann hingegen liefert das, ›was diesem Material die Form verleiht‹. Der Samen macht also aus einem Haufen Blut und Schleim ein Lebewesen mit Seele. Warum das so sein soll, dafür hatte Aristoteles auch eine Erklärung: Die Frau habe von Natur aus nicht genügend ›Lebenswärme‹, weshalb sie nur dieses schlappe Periodenblut produzieren kann. Der Mann hingegen koche innerlich vor Energie – und kann deshalb das Periodenblut in seinem Körper zu Samen umwandeln. Laut Aristoteles ist die Frau ›eine Missbildung‹, ein Fall gehemmter Entwicklung. Sie kommt nicht über das Menstruationsblut hinaus. Im antiken Rom spitzte der Gelehrte Plinius diese Thesen zu: Das Periodenblut sei ein Gift, das Waffen verstumpfen lasse und den Mann krank mache. Es sollte fast 2000 Jahre dauern, bis der Wiener Arzt Bela Schick diesem Gift einen Namen gab: ›Menotoxin‹. Zum Beweis schenkte er einer menstruierenden Frau Blumen, die prompt verwelkten. Sein Experiment konnte leider in der Form nicht wiederholt werden. Sprach man der Periode jemals eine positive Wirkung zu, hatte das sogleich einen unheimlichen Unterton: Periodenblut am Türrahmen hält Hexen fern. Ein Tropfen davon im Brötchen macht die Männer liebestoll. Wenn menstruierende Frauen ein Feld umschreiten, schützt das vor Ungeziefer. Und was sollten Frauen zu ihrem eigenen Schutze während ihrer Menstruation vermeiden? Reiten, Radfahren, Tanzen, lautes Sprechen und geistige Anstrengungen wie Romane-Lesen. Sowie: Kaffee, scharfe Suppen und Alkoholika. So steht es in Gesundheitsratgebern, die sich im ausgehenden 19. Jahrhundert großer Beliebtheit erfreuten.«

Na, da können wir doch dankbar sein, dass diese Menstruations-mythen mittlerweile obsolet sind, laut Werbung sollen wir ja jetzt sogar explizit reiten, radfahren und tanzen. Nur anmerken soll man uns nichts. Da tropf ich lieber in ein Brötchen oder latsch um ein Feld.

Anstatt den Fokus auf die Sauberkeit und Diskretion meiner Tage zu setzen, hätte ich lieber früher was darüber erfahren, wie mein Zyklus im Einzelnen funktioniert, wie ich mit ihm lebe, statt gegen ihn zu arbeiten. Im Folgenden nun einige Fakten statt Missverständnisse.

DIE VIER JAHRESZEITEN

Der weibliche Zyklus beginnt mit dem ersten Tag der Menstruation und endet mit dem Tag vor dem Einsetzen der nächsten Blutung und wird in vier Phasen unterteilt: die Menstruation (Winter), die Follikelphase (Frühling), der Eisprung (Sommer) und die Lutealphase (Herbst). Ich bin ein großer Fan davon, die Phasen in Jahreszeiten einzuteilen. Mir hilft es, die jeweilige Phase, und was sie mit sich bringt, einzuordnen.

Ein durchschnittlicher Zyklus ist 28 Tage lang mit dem Eisprung in der Zyklusmitte. Das trifft aber gerade einmal auf 15 Prozent aller Frauen zu. Bei der überwiegenden Mehrheit der menstruierenden Frauen ist der Zyklus deutlich länger oder kürzer. Auch der Eisprung findet nicht zwingend in der Zyklusmitte statt. Aber schauen wir uns doch mal die vier Jahreszeiten genauer an.

WINTER: MONATSBLUTUNG

Mit dem ersten Tag der Periode beginnt ein neuer Zyklus. Da sich kein befruchtetes Ei eingenistet hat, löst sich die Gebärmutterschleimhaut ab, der Abfall der Hormone Östrogen und Progesteron löst die Blutung aus. Zusammen mit FSH, dem follikelstimulierenden Hormon, und LH, dem luteinisierenden Hormon, beeinflussen sie den Zyklus. Jetzt, im Winter, sind sie an einem Tiefpunkt. Wir sind abgeschlagen, energielos, wollen uns zurückziehen. Die Menstruationsblutung ist dabei bei jeder Frau unterschiedlich und variiert in Stärke und Dauer, abhängig von unterschiedlichen Faktoren.

Vier bis acht von zehn Frauen leiden während ihrer Periode unter Unterleibskrämpfen, die teilweise sehr stark sein können. Der britische Professor John Guillebaud vom University College London hat herausgefunden, dass das Schmerzlevel, das Frauen während der Regelschmerzen aushalten, etwa mit dem zu vergleichen ist, welches bei einem Herzinfarkt auftritt.

FRÜHLING: FOLLIKELPHASE/EIREIFUNG

Unser Gehirn sendet jetzt vermehrt FSH aus, welches die Reifung von etwa 40 bis 100 Eibläschen in unseren Eierstöcken anregt. Die Eibläschen produzieren Östrogene, im Speziellen das weibliche Geschlechtshormon Östradiol. In der Regel entwickelt sich nur eines der Eibläschen zum sprungbereiten Follikel. In dieser Phase kehrt unsere Energie zurück, die Stimmung hebt sich, wir blühen förmlich wieder auf.

SOMMER: OVULATIONSPHASE/EISPRUNG

Das Östrogen im Körper steigt an, das luteinisierende Hormon löst zusammen mit Progesteron den Eisprung aus. Die reife Eizelle wird in den Eileiter transportiert und wandert Richtung Gebärmutter. Der Gebärmuttermund öffnet sich leicht, der Zervixschleim wird flüssiger. Alle Zeichen sind auf Fortpflanzung gesetzt.

Jetzt sind wir flirty und outgoing, voller Energie. Denn viel Zeit bleibt dem Ei nicht. Wird es nicht innerhalb von 24 Stunden nach der Freisetzung befruchtet, zerfällt es und wird mit der Menstruation ausgeschieden.

HERBST: LUTEALPHASE/GEBÄRMUTTERVORBEREITUNG

Es beginnt der »Nestbau«. Die Gebärmutterschleimhaut baut sich um, um der befruchteten Eizelle ein gemütliches Plätzchen zu bieten. Aus dem Follikel, der ehemaligen Hülle der Eizelle, entsteht der Gelbkörper. Er produziert unter dem Einfluss von LH das sogenannte Gelbkörperhormon Progesteron, unsere Körpertemperatur steigt leicht an. Die Durchblutung der Gebärmutterschleimhaut verstärkt sich, der Gebärmutterkanal verengt sich nach dem Eisprung und der Zervixschleim wird fester.

Und auch wir brauchen jetzt mehr Ruhe und Rückzug, während unser Körper Monat für Monat diese Höchstarbeit leistet. Wir haben mehr Hunger, unsere Stimmung kann schwanken, einige Frauen leiden an PMS.

Bedenkt man, wie sehr der Zyklus und damit auch wir und unser Energielevel, unsere Stimmungen, von Hormonen gesteuert werden, ist es nur sinnvoll, zu versuchen, *mit* den jeweiligen Phasen bzw. Jahreszeiten und ihren jeweiligen Anforderungen zu leben und nicht dagegen oder sie vollkommen zu ignorieren.

Zumal unser Zyklus von vielen Faktoren beeinflusst werden kann: Stress, Ernährung, Bewegung, Anstrengung, psychische und seelische Belastungen und auch verschiedene Erkrankungen können hier eine Rolle spielen. Nicht alle davon können wir bewusst beeinflussen, einige aber ganz sicher. Auch hier gilt: Je mehr wir über unseren Körper Bescheid wissen, desto besser können wir im Einklang mit ihm leben.

DER ZERVIXSCHLEIM

Lasst mich noch ein paar Worte zum Zervixschleim verlieren, der mir und vielen anderen Frauen gerade beim Heranwachsen viele Fragezeichen, aber vor allem noch mehr Scham bereitet hat.

»Zervix« ist die lateinische Bezeichnung für den Muttermund, welcher sich am Eingang der Gebärmutter befindet. Im darüber liegenden Gebärmutterhals wird Schleim unterschiedlicher Qualität erzeugt. Je nach Zyklusphase verändern sich Menge, Konsistenz und Farbe und kann uns damit einiges über unsere Fruchtbarkeit (und Gesundheit) verraten.

Während des Eisprungs wird der Ausfluss ziemlich flüssig, er ist fast durchsichtig, wir haben oftmals einen nassen Schlüppi. Die Spermien haben es so leichter, den Muttermund zur Gebärmutter zu passieren. Jetzt ist der Zervixschleim sogar zuckerhaltig, um die Spermien zu schützen, nähren und zu leiten. Wir sind empfängnisbereit.

1 bis 2 Tage nach dem Eisprung wird der Zervixschleim gelblich, wenn die Eizelle nicht befruchtet wurde. Nach einer erfolgreichen Befruchtung ist er milchig bis flüssig, auch ein leicht brauner Ausfluss kann als Folge einer Zwischenblutung nach der Einnistung auftreten. Der Ausfluss nimmt dann generell zu.

Vor der Periode bekommt er eine eher klebrige und zähe, manchmal sogar klumpige Konsistenz – ein deutliches Anzeichen für unfruchtbare Tage. Nach der Periode ist Zervixschleim meistens kaum vorhanden, und die Vagina fühlt sich eher trocken an. Bis der neue Zyklus wieder von vorn beginnt.

Normalerweise ist Zervixschleim weißlich und klar bis milchig sowie eher geruchsneutral. Er kann aber auch trüb, gelblich, fadenziehend und dicklich, cremig und klebrig sein. All das ist völlig normal und der jeweiligen Phase geschuldet. Sollte er dennoch einmal stark farblich abweichen, jucken oder unangenehm riechen, ist ein Check bei der Frauenärztin ratsam.

Lasst uns abschließend noch ein Phänomen besprechen, das mich unwissendes Ding in meinen Teenagerjahren stark beunruhigt hat: Woher kommen die hellen Flecken in der Unterhose? Ist mein Ausfluss etwa ätzend?! Ich dachte wirklich, ich wäre nicht normal und meine Vulva eine potenzielle Gefahrenzone! Dem ist natürlich mitnichten so.

Grund für das Ausbleichen unserer Schlüppis ist, dass der Zervixschleim sauer ist. Also nicht auf uns, sein pH-Wert liegt zwischen 3,8 und 4,5. So wird beispielsweise das Risiko einer Pilzinfektion verringert. Mittels des Ausflusses werden auch alte Zellen nach außen transportiert sowie die Fortpflanzungsorgane gesund gehalten. Also eigentlich super und clever von der Natur ausgeheckt. Aber ebendieser Säuregehalt kann unsere Unterhosen ausbleichen. Helle Flecken in der Unterhose sind also etwas Gutes.

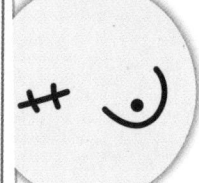

Ich sitze im Bankettsaal eines Luxushotels, fünf Sterne plus, ein Traum aus Eierschale und Gold, die Wände mit champagnerfarbenem Damast bezogen, einige verspiegelt. Models tänzeln zwischen den runden, mit edlen weißen Tischdecken bezogenen Tischen hindurch, ein kurzfloriger, cremefarbener Teppich federt ihre leichtfüßigen Schritte zusätzlich ab ... Da spüre ich es. Dieser eigentümliche Sinneseindruck von Volumen, das sich Bahn bricht durch alle Hindernisse und sich dann in einem Schwall ergießt, jede Barriere nimmt, raus, nur raus, fast schon poetisch. Nur dass das Volumen ein Blutpfropf ist, der sich am vollgesogenen Super-Plus-Tampon vorbei seinen Weg bahnt und eine Welle frischen Menstruationsblutes entlässt, das die Barrieren aka Always Ultra Night Binden (ja, die großen U-Boote mit Seitenflügeln und extra Saugkraft) plus Period Panties und Shapewear-Radlerhose locker stemmt und sich enthusiastisch ergießt. Zwischen meinen Beinen wird es warm und feucht, meine Oberschenkelinnenseiten halten mangels Thigh Gaps alles tapfer zusammen, was geht, fühlen sich aber merkwürdig geschmiert an. Das hat so gar nichts Poetisches mehr.

Bevor ich »Nein, bitte nicht!« denken kann, sitze ich in meinem eigenen kleinen Watergate, pardon, »Blood«gate. Ich bin ausgelaufen. Schon wieder. Tag 2 meiner Periode, was hatte ich denn gedacht? Blöd, dass sich Termine und Events nicht nach meinem Zyklus richten. Doppelt blöd, dass Ibuprofen und Naproxen zwar kurzzeitig die Krämpfe erträglich machen, aber einen nicht trockenlegen. Und doppelt und dreifach blöd, dass Super Plus Tampons, Ultra Binden, extra starke Period Panties und dicht gewebte Shapewear kein Hindernis für meine Sintflut-Periode sind.

Denn jetzt sitze ich hier, in meinem roten Seidenkleid (es ist übrigens ein Irrglaube, dass man Rot auf Rot nicht sieht), auf einem hellen, stoffbezogenen Stuhl, über einem cremeweißen Teppich, an einem Tisch mit sieben weiteren Leuten, am hinteren Ende eines hell erleuchteten Saals mit weiteren hundert Menschen auf dem Event eines wichtigen und geschätzten Partners. Zwischen mir und der Toilette mehrere Models, die meinen Fluchtweg als Laufsteg nutzen, gefolgt von einer Sängerin, die genau jetzt ansetzt, drei Lieder, ach komm, wieso nicht vier, weils so schön ist, live auf genau diesem Weg zu performen. All eyes on her, aber bitte nicht auf mich. Ich kann jetzt unmöglich aufstehen und mit den Models einen Catwalk vorführen und blood stains als neuen Trend verkaufen. Also sitze ich in meiner eigenen Suppe, verlagere mein Gewicht lasziv auf meinen seitlichen Oberschenkel, nur nicht mehr senkrecht gerade sitzen, vielleicht unterbreche ich den Flow durch die neue Kurve kurzzeitig oder bremse ihn zumindest etwas.

Noch nie haben Balladen über gebrochene Herzen und lügende Männer länger gedauert. Herzschmerz macht mich jetzt aggressiv, während mein Kopf vor Scham glüht. Warum ist hier alles so hell, so sauber, so gut ausgeleuchtet, so weit entfernt? Wieso hat mein Schutzdamm nicht gehalten, obwohl ich ihn vor zwanzig Minuten erst »erneuert« und neu ausgestattet habe? Wieso passiert mir das, schon wieder, trotz aller Vorkehrungen? Wie soll ich das alles nur möglichst unbemerkt hinkriegen? All diese Fragen sausen durch meinen Kopf, während meine Oberschenkel vor Anspannung zu zittern beginnen und mein Musculus obliquus abdominis, der seitliche Bauchmuskel, der bei mir sonst nie was zu tun hat, kurz vor einer Zerrung steht.

Ich brauche einen Komplizen – und der sitzt zum Glück gleich rechts von mir. Ein Freund, dem man schnell die Situation ins Ohr raunt, der keine Fragen stellt, sondern einfach in Sekundenschnelle einen Plan ersinnt, muss um jeden Preis geschützt werden. In meinem Fall heißt der Lukas. Noch im Endapplaus für die Gesangseinlage, bevor wieder Models die Wege belagern, springt er auf, stellt sich hinter mich, wirft seine Serviette nonchalant aber großflächig auf den sekundären Tatort, meinen Stuhl, bevor er ihn gentlemanlike unter den Tisch schiebt, um dann mich Richtung Ausgang zu schieben. Während wir im Entenmarsch an lauter bekannten Gesichtern vorbeieilen, zieht er die Aufmerksamkeit auf sich, wirft hier einen lockeren Spruch zu, schenkt dort ein einnehmendes Lächeln und geleitet mich sicher bis zur Toilette.

Ich laufe auf Autopilot. Entkleide mich, säubere, tausche aus, lege so gut wie möglich den primären Tatort trocken, stopfe mir 28 Lagen Klopapier als weitere Barriere in den ausgewrungenen und abgetupften Schlüpper. Es ist ein Blutbad. Murder Mystery, ohne Ein- und Austrittswunde, aber mit Opfer. Mein Seidenkleid. Und meine Würde. Es dauert ewig. Ich muss mir unbedingt die Hände und mein Kleid auswaschen. Aber die Damentoilette ist zum Tauben- schlag mutiert, ein Ein und Aus wie am Bahnhof. Irgendwann gebe ich auf, ich kann nicht für immer in meiner Kabine bleiben. Als es ein wenig stiller wird, wage ich es, hüpfe vor das Waschbecken und wasche mir die Hände. Das Kleid habe ich wieder an, in gescheckter Formwäsche in der Damentoilette erwischt werden möchte ich dann doch nicht, immerhin ist der ganze Saal voller Presse.

Vor mir steht eins der wunderschönen Models von der Show, ich überlege kurz, ob ich lässig an der Wand gelehnt auf ihren Abgang warte, aber sie beginnt eine Unterhaltung und mir ist mittlerwei- le auch schon alles egal. Außerdem sind Damentoiletten magische Orte, nirgendwo trifft man auf so viel Support, Verständnis und Empowerment wie da. Falls ihr Männer euch gefragt haben soll- tet, warum wir immer ewig brauchen. Hier tauschen wir uns aus, geben Tipps, verteilen Komplimente und helfen uns untereinander aus. Auch jetzt. Svenja zuckt nicht mal mit der Wimper, als ich ihr mein beflecktes Hinterteil präsentiere und mein Dilemma darlege. Sie sagt nur: »Das ist mir auch schon so oft passiert, ich hasse es«, während sie mich dreht und beherzt den Fleck aus meinem Kleid mit Wasser und Seife rausschrubbt. Sagte ich nicht magischer Ort?

Da der Waschraum dieses luxuriösen Hotels keinen Handföhn vorweist, bugsiert Svenja mich kurzerhand in den Backstagebereich, wo die Models sich gerade für den nächsten Walk umziehen, Lukas folgt auf dem Fuße, er hat tatsächlich die ganze Zeit vor der Toilette gewartet. Mein Blutfleck sieht mittlerweile aus wie ein anderes Malheur, aber der Hairstylist zieht seinen Föhn und pustet meine Kehrseite trocken. Und warm. Wie mein Herz. Wegen des ganzen Supports, den ich hier erhalte. Und der Selbstverständlichkeit, in der das geschieht. Es werden noch eigene Public-Leaking-Erlebnisse geteilt, dann geht es für Lukas und mich wieder in den Saal. An den Tisch, wo das Dessert auf uns wartet. Und der mit der Serviette verhüllte Stuhl, auf dem ich den Rest des Abends auf der halben Arschbacke seitlich auf meinem Unterschenkel balanciere.

Ich könnte Hunderte dieser Geschichten erzählen. Nicht immer blieben die »Unfälle« unbemerkt, nicht immer hatte ich Komplizen, aber immer gab es die Scham. Man soll uns nicht anmerken, dass wir unsere Tage haben. Wir werden zwar nicht als »unrein« bezeichnet und in Menstruationshütten verbannt, bis wir wieder aufhören zu bluten und unserer Familie kein Unglück mehr bringen oder die Ernte vergiften können, aber mitkriegen soll man es doch bitte trotzdem nicht. Auch wenn ich glücklicherweise in einer Familie aufgewachsen bin, die sehr frei und aufgeklärt mit dem Thema umgeht, hatte mein Umgang mit der Periode irgendwie immer was von Spionagethriller. Als wären wir Agenten auf einer Mission: Eine Woche lang unter widrigen Umständen und starken Schmerzen so tun, als wäre die Welt in Ordnung, die Krämpfe, die Migräne, der Durchfall und die Übelkeit – einfach weglächeln, weiterarbeiten, aktiv und dynamisch.

Der »angeschossene« Uterus, kein Problem, ein paar Schmerztabletten reingepfiffen und weiter gehts. James Bond steht ja auch immer wieder auf, ganz gleich wie oft und heftig man ihm eine mitgibt. Informationen zur Periode waren zu meiner »Ausbildungs«zeit definitiv noch Verschlusssache, Geheimakte Zyklus sozusagen. Und Tampons oder andere Hygieneartikel wurden unter konspirativem Nicken und nonverbalem Verständnis heimlich unterm Tisch oder im

Vorbeigehen von geschlossener Faust zu Faust überreicht. Hätten auch locker Drogen oder Staatsgeheimnisse sein können. Unsere Skills, Blutflecken verschwinden zu lassen, erklärt vielleicht auch, warum Frauen viel seltener bei einem Mord erwischt werden.

Aber mal im Ernst und Analogien beiseite, bei all dieser Heimlichkeit wundert es mich nicht, dass das ganze Thema so schambehaftet ist, von der Verteufelung der Menstruation durch Kulturen und Zeitalter hinweg mal ganz zu schweigen. Ich musste Mitte vierzig werden und einen Podcast über Frauengesundheit starten, um zu erfahren, dass der weibliche Zyklus aus vier Phasen besteht, Psyche, Medikamentendosierungen und die Verdauung beeinflusst, und warum der Zervixschleim meine Unterhosen ausbleichen kann ... to name a few. Zu erfahren, dass Regelschmerzen die Intensität eines Herzinfarkts haben, hat mir die Selbstsicherheit gegeben, »Fuck off« zu sagen, wenn es mal wieder hieß, ich solle mich doch nicht so haben.

Ich bin noch mit dem mystischen Wesen aus der Tamponwerbung aufgewachsen, das in weißer Hose ein Rad am Strand schlägt, und habe gedacht, das müsse so sein. Ich habe noch mit meiner Freundin Lucienne am Festnetz(!)telefon, mit dem Kabel auf maximaler Spannung quer durch die Wohnung auf der Toilette gehockt, während wir synchron versuchten, uns einen Minitampon in die Harnröhre zu schieben. Vergeblich, wie man sich vorstellen kann. Gott sei Dank. Im Sexualkundeunterricht damals wurde uns aber ja auch nur gezeigt, wie Mama und Papa sich sehr lieb haben und am Ende ein Brüderchen entsteht.

Alles, was ich über meinen Körper weiß, habe ich über kleine Artikel in Jugendmagazinen zusammengetragen, von meiner Mutter erfahren, hinter vorgehaltener Hand von erfahreneren Freundinnen gelernt. Viel learning by doing, trial and error. Und mich dann Jahre später, nach viel Austausch, von Google aufklären lassen.

Ein amerikanischer Lover war ganz erstaunt, dass ich »schon wieder« meine Tage habe (ja, sorry, ich versuche schon länger, das Monatsabo zu kündigen, mein Freund) und fragte, ob ich es nicht noch ein bisschen »einhalten« könne, bis wir zu Hause ankommen würden, als ich im Auto meinte, ich bräuchte JETZT eine Toilette. Aber genau genommen, woher sollte er es denn eigentlich wissen, wenn nicht mal wir Frauen über unsere Körper aufgeklärt werden?

Seitdem ist viel passiert. Wir sprechen offener über alles, Social Media und das Internet klären auf, Comediennes machen Scherze über die Menstruation, Podcasts und Bücher beschäftigen sich mit der Thematik.

Ein Rest Scham bleibt. Noch.

Wenn ich als Heavy Bleeder mit drei Myomen in der Gebärmutter mal wieder irgendwo öffentlich auslaufe, bleibt es unangenehm, und je nach Situation schäme ich mich sehr. Aber immer öfter kann ich damit entspannter umgehen, als wäre es das Natürlichste auf der Welt.

Weil es das ist.

»Businesstrip nach Pune, Indien mit meinen männlichen Kollegen. Den ganzen Tag im Office verbracht, dann unerwartet meine Periode bekommen. Ich habe mich im Taxi auf die Indian Times gesetzt, um die Sitze nicht zu ruinieren, und mir beim Aussteigen das ›Druckmaterial‹ schützend vor mein Hinterteil gehalten, weil ich befürchtete, dass sonst alle auf meinen ›großen roten Flatschen‹ starren. Ich hatte noch nie solche Schweißausbrüche wie in Pune auf dieser Taxifahrt, nicht mal beim Köln-Marathon. Der Kollege war ebenfalls peinlich berührt, etwas mehr als unangenehm war ihm das Ganze. Ich bin Heavy Bleeder, verbrauche Monat für Monat 36 Tampons. Nachts zusätzlich mit Period Panties. Mein Uterus möchte Monat für Monat ausziehen, ähnlich einer Teenagerin, die ihren Eltern erklärt, dass sie auf der Stelle die Wohnung verlässt. Wärmflasche und Schmerztabletten liegen allzeit griffbereit. Migräne immer am ersten und zweiten Tag, beginnend mit Augenflimmern, Sehstörungen und den schlimmsten Kopfschmerzen des Jahrhunderts. Wenn die Erinnerung meiner Health App aufpoppt, dass in den nächsten fünf Tagen meine Periode beginnt, würde ich mich am liebsten einschließen und erst wieder rauskommen, wenn das Ärgste überstanden ist.«

»Früher habe ich mich furchtbar für meinen Zervixschleim geschämt. Ich dachte, mit mir stimmt irgendwas nicht, bin sogar öfter zum Arzt deswegen. Ich dachte immer, Ausfluss wäre etwas Schlimmes, das man nicht haben darf. Verdammt noch mal niemand, nicht mal die Ärzte haben mir das mal richtig erklärt. Was die Konsistenz usw. angeht, habe ich erst gelernt, als ich die Pille abgesetzt habe und in der Menstruationskalender-App die Frage nach dem Zervixschleim auftauchte. Google hat mich dann mit Mitte 30 aufgeklärt. Hätte ich das alles früher gewusst, ich hätte mich so viel weniger gestresst.«

»Bei meiner Periode hatte ich früher maximale Schmerzen, derartige Krämpfe und Schmerzen im unteren Rücken, dass ich zwei Stunden nur wimmernd und weinend auf der Toilette sitzen konnte, während ich mir bei jeder Krampfattacke vor Schmerzen die Seele aus dem Leib geschissen und gekotzt habe. Sorry für die direkte Schilderung, aber schöner beschreiben kann ich es einfach nicht. Meine Ärztin meinte einfach nur, ich solle Buscopan Plus rechtzeitig einnehmen und vielleicht noch etwas Magnesium. Mittlerweile ist es deutlich besser geworden, da reichen auch mal eine schwächere Schmerztablette, Atemübungen und Ruhe oder unter angenehme Menschen gehen als Ablenkung. Ich blute nicht mal stark, eher schwach.«

»Ich war mal auf einer Party auf der Toilette und habe meinen Tampon gewechselt. Kein Mülleimer da. Da habe ich den Tampon ins Klo geworfen (ja, ich weiß, doof). Nach mir war ein männlicher Gast auf dem Klo. Hatte anscheinend nicht richtig gespült, denn er kam danach zu mir und hat vor allen Gästen lautstark geäußert, wie widerlich ich wäre und dass Tampons nicht ins Klo gehören. Ich war Teenager, er Mitte/Ende 20. Ich habe mich extrem geschämt.«

»Ich hatte mal eine nette Begegnung mit einem Mann, den ich noch nicht lange kannte. An einem Abend bekam ich plötzlich meine Periode. Ich teilte ihm das mit und er ist sofort mit mir ins Bad, gab mir einen Tampon und fragte mich dann noch ganz lieb, ob er eine Wärmflasche machen darf … ich war sehr gerührt.«

»Ich habe gleich zu Beginn mit ca. 15 Jahren auf einem Schulfest meine Binde durchgeblutet. Ich trug einen Rock. Meine Eltern haben so souverän reagiert, mir eine Jacke zum Umbinden gegeben und sind beschützend hinter mir gelaufen. Wir sind ohne großes TamTam heim, dass ich mich umziehen konnte. Ich habe mich wirklich safe gefühlt.«

»Meine Periode wird unregelmäßiger und schmerzhafter, wenn ich mich in einer toxischen Beziehung befinde (was leider immer wieder passiert). Das wurde mir so richtig bewusst, nachdem ich mich von meinem grauenvollen Ex getrennt habe. Jetzt wohne ich allein und fühle eine innere Ruhe, meine Periode kommt ohne tagelanges Spotting (immer nur ein paar Tropfen Blut) und sie ist viel besser zu ertragen. Körper und Geist sind einfach untrennbar miteinander verwoben.«

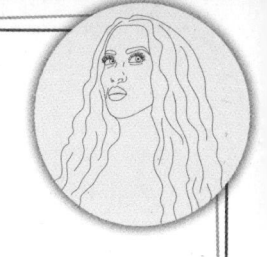

AT YOUR SERVICE – DIE WEIBLICHE SEXUALITÄT

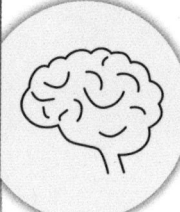

Die weibliche Sexualität ist mit so viel Bullshit vollgeladen, Widersprüchen, Manipulation und Unwahrheiten, ich weiß gar nicht, wo ich anfangen soll.

Über all dem liegt die Scham.

Es beginnt mit unseren Körpern. Mal wieder.

Gehen wir in Museen, finden wir Schwänze ohne Ende. Ja, okay, bei den römischen und griechischen Statuen (und später in der Renaissance, die sich an den Idealen der Antike orientierte) sind sie auffallend klein geraten. Der Hype um Riesenlümmel setzte erst sehr viel später ein, zum Zeitpunkt der Entstehung galt ein kleiner Penis als Ideal des kühlen, rationalen, intellektuellen Mannes, der nicht triebgesteuert war.

Nichtsdestotrotz: sichtbar. Aber das weibliche Geschlechtsteil?

Da finden wir züchtig übereinandergeschlagene Beine, hindrapierte Frauenkörper und immer ein mehr oder weniger großes Stückchen Stoff an »kritischer« Stelle. Das Gemälde »L'origine du monde« – der Ursprung der Welt, welches der französische Maler Gustave Courbet 1866 als Auftragsarbeit malte und die Nahsicht zwischen die gespreizten Schenkel einer Frau zeigt, bietet da eine seltene Ausnahme. Es war aber so skandalträchtig, dass es die meiste Zeit seiner Existenz versteckt wurde und erst seit 1995 im Pariser Musée d'Orsay zu betrachten ist. Da es aber bis heute heftige Reaktionen beim Publikum auslöst, wurde ein Wachmann mit der exklusiven Bewachung des Kunstwerks beauftragt. Noch mal: Es zeigt eine behaarte Vulva. Just sayin.

Es liegt ein Mantel der Scham über unserem Geschlechtsteil. Und ironischerweise hat sich bis heute nicht wirklich was daran geändert. Auch nicht die Tatsache, dass wir in Pornos und Pornofotografie jetzt überall bis nach Jericho gucken können, aus allen Winkeln, frisiert oder kahl wie bei vorpubertierenden Mädchen, verziert, aber Hauptsache gestopft mit allem Möglichen (und teilweise unmöglich Anmutendem). Diese Form der Übersexualisierung hat nicht zur Folge, dass wir freier mit unseren Vulven umgehen, wir betrachten sie nur im Kontext von Sex. Und Attraktivität. Und vergleichen. Schon wieder. Die Scham bleibt, selbst in der Bezeichnung. Schamlippen, »die Scham« als Bezeichnung unseres Untenrums.

Womit wir schon beim nächsten Thema wären: Wie nennen wir unser Geschlechtsteil? Scheide, Muschi, Pussy, Mumu, Möse, Fotze, Yoni, Vagina? Geht es nur mir so, oder fühlt sich alles irgendwie nicht ganz richtig an? Scheide als der »Ort, in den der Spieß eingeführt wird wie in eine Scheide«, wie es der italienische Anatom Matteo Realdo Colombo 1559 für passend hielt und unser Geschlecht schlicht nur als Gegenstück zum männlichen definiert? Näh.

Muschi, Pussy, Mumu, Möse – alles Begriffe, die sich von der Katze ableiten. Einige davon benutze ich, weil ich sie irgendwie niedlich finde (was für ein Kriterium!), wobei mir Mumu zu kindlich und Möse zu abwertend klingt. Der Grund, warum Fotze so gar nicht geht. Begriffe wie dieser gelten als eines der schlimmsten Schimpfwörter, die man benutzen kann, mir stellen sich dabei die Nackenhaare auf. Dass es ein Name für das weibliche Geschlechtsteil ist … bezeichnend.

Yoni ist mir zu esoterisch, zu brav. Und Vagina schlicht falsch, bezeichnet es doch unseren Gebärmutterschlauch und nicht unser äußeres Geschlechtsorgan.

Also Vulva.

Biologisch korrekt, aber in unserem allgemeinen Sprachgebrauch schon wirklich angekommen? Wohl eher beim Frauenarzt oder bei einer Vernissage. »Leck mir die Vulva« ist mir aber bisher nicht wirklich über die Lippen gekommen. Warum ist es so problematisch, eine adäquate Bezeichnung für unser primäres Geschlechtsorgan zu finden? Die Autorin Katja Lewina beschreibt es in ihrem Buch »Sie hat Bock« so:

»Sprache ist ein Instrument der Macht und gleichzeitig Spiegel der Machtverhältnisse. Durch Benennung bewerten wir und verleihen Bedeutung. Mit anderen Worten: Etwas, für das es keine präzise Bezeichnung gibt, wird gesellschaftlich kaum Anerkennung erfahren. Und der Mangel an Worten macht es uns schwer, darüber zu reden: Eins von vier fünfzehnjährigen Mädchen hat keinen Begriff auf Lager, mit dem es das weibliche Genital benennen könnte – so machen uns Sprachlosigkeit und die Scham, die sie im Gepäck hat, noch heute die Beziehung zu unserem eigenen Körper schwer.«

Kulturhistorisch galten Frauen vor der Aufklärung als wolllüstig, zügellos, triebgesteuert. Sowohl in der Antike als auch im Christentum (remember Eva?) oder in Zeiten der Hexenverfolgung. Sie mussten demnach kontrolliert, gezügelt, bestraft werden. Bis dann im 19. Jahrhundert mit der Aufklärung das Bild der lüsternen Verführerin passé war. Fortan waren Frauen nicht mehr triebgesteuert, sondern moralisch überlegen. Die Frau ohne Libido, vernünftig und sittsam. Darüber gab es sogar »wissenschaftliche« Erkenntnisse, von angeblich kaum vorhandener weiblicher Sexualität bis zur »sexuellen Anästhesie«.

Seitdem bewegen wir uns in diesem Spannungsfeld zwischen der Heiligen und der Hure. Und die moderne Gesellschaft macht es uns mitnichten leichter. Denn jetzt sollen wir sexuell befreit sein, selbstbestimmt, aber nicht zu sehr, wir wollen ja niemanden verängstigen.

Schön, begehrenswert, fuckable, aber bitte anständig.

Wer zu selbstbewusst ihre Kurven zeigt, »wills doch nur wissen«. Zu viel Haut zu zeigen, »haben wir doch nicht nötig«, außer wir bewerben damit Staubsauger, Parfums, Autos oder unseren Instagram-Account.

Müttern soll man nicht anmerken, dass sie sexuelle Wesen sind, aber zu Hause haben sie bitte immer Lust zu haben und verfügbar zu sein. Im Bett biegen und dehnen wir uns, 28 Positionen, Sex Toys, wir wollen es in jedes Loch, ganz tief und hart und am Ende ins Gesicht. Danke, Pornoindustrie.

Und am Ende kommen wir. Immer.

Denn wenn früher ein Orgasmus irgendwie schambehaftet war, ist es jetzt das Ausbleiben ebendieses. Wir sind doch emanzipiert und wissen, wie es geht. Und nichts ist schlimmer, als langweilig im Bett zu sein. Sind wir aber zu aktiv, sind wir nach wie vor Schlampen. Sexuell befreit, ja sicher, aber doch nicht promiskuitiv.

Wir lügen über die Anzahl unserer Sexualpartner, wir täuschen Orgasmen vor, behaupten in Umfragen, Sex sei nicht so wichtig, denn wir sind so sozialisiert, nach wie vor. Wir wollen, aber nicht mehr als der Mann. Und nicht mit mehr als einem Mann. Wir wollen immer, aber nur, wenn er will. Wenn er fertig ist, ist es auch der Sex. Also kommen wir aber bitte schön vorher.

Aber was wollen wir denn eigentlich?

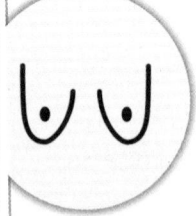

Schaue ich auf die ersten Jahrzehnte meiner sexuellen Entwicklung zurück, muss ich mit Schrecken erkennen: Es ging nie um mein eigenes Wollen. Mein Fokus lag darauf, gewollt zu werden. In meinem Fall von Männern.

Ich lernte schon früh, »meine Vorzüge zu betonen«. Ein Synonym für »Männern zu gefallen«. Also betonte ich meine schlanke Taille, trug Ausschnitt, zeigte Bein und trug die langen Haare offen. Fuckability war für mich der Maßstab meiner Attraktivität. Und ist es in der Hauptsache immer noch, zu sehr ist in mir der male gaze, der männliche Blick auf mich, mit meiner Selbstwahrnehmung von Schönheit verwoben. Mittlerweile ist es mir nur egaler geworden, ich muss nicht mehr immer begehrenswert aussehen. Ich bin es müde. Aber immer, wenn ich mich »hübsch« mache, dann nach diesen Richtlinien. Erschießt mich.

Als ich mit zwölf, dreizehn Jahren immer neugieriger auf Sex wurde, begann ich, Mädchenmagazine zu lesen. Und die lehrten mich einiges: was Jungs an Mädchen mögen. Über ihre Witze lachen zum Beispiel. Es ist wichtiger, sie witzig zu finden, als es selber zu sein. Der Blick leicht von unten, mit den Fingern im Haar spielen. Sei gepflegt und rede nicht zu viel. Und achte auf deine Figur. Boys mögen keine Moppelchen. Sei sportlich aktiv, aber übertrumpfe sie nicht mit deinen Leistungen.

Mich hätte mal interessiert, ob diese Erkenntnisse auf echten Studien beruhten. Wurden Jungs in der großen Pause beiseitegenommen und dazu interviewt? Es fällt mir schwer, mir vorzustellen, dass da mehr als ein Achselzucken bei rumgekommen wäre. Und wo waren da die Gegenstudien?

Damals aber hinterfragte ich das nicht. Ich las alle Tipps aufmerksam durch und verinnerlichte sie. Als ich aus dem Alter von Bravo Girl und Mädchen herauswuchs, wendete ich mich den Frauenmagazinen zu und, oh Wunder, die guten Ratschläge hörten nicht auf.

Jetzt las ich, welche Positionen im Bett mich aufregend machen, machte Multiple-Choice-Tests, um zu checken, wie attraktiv ich auf die Männerwelt wirke, lernte, dass rote Lippen für Männer unwiderstehlich sind und wie der perfekte Blowjob funktioniert (Spoiler: nicht annähernd so wie beschrieben).

Ein Leitfaden für Fuckability und Verfügbarkeit.

Gab es eigentlich Anleitungen für Männer, wie sie einer Frau den besten Orgasmus ihres Lebens bescheren können? Am besten multipel? Und wie man die Zunge richtig einsetzt beim Oralverkehr? Okay, das ist eigentlich nur EINE Frage … ;) Was Frauen an Männern am besten gefällt und wie sie uns nach allen Regeln der Kunst verführen können?

Ist mir nie untergekommen. Aber es wäre mir auch nicht aufgefallen, ich war viel zu sehr damit beschäftigt, mir alle Skills anzueignen, den Männern zu gefallen. Nicht falsch verstehen, ich wollte nicht »gefällig« sein, ich wollte begehrt sein. Und damit die »Macht« über sie haben. Feminismus mal so was von missverstanden. Aber so wurde es mir halt überall verkauft.

Das erste Mal wollte ich einfach nur hinter mich bringen. Ich verstand den Verlust meiner »Unschuld« nicht als ein Geschenk an meinen »Zukünftigen«, für mich war es der Startschuss in das Abenteuer Sex und Erwachsenwerden.

Ich war vierzehn, knapp fünfzehn, aber behauptete, neunzehn zu sein. Er war über zehn Jahre älter und nicht mein Freund. Ob er mir mein geschwindeltes Alter abnahm oder es einfach nicht so genau wissen wollte, wir werden es nie erfahren. Es war nicht furchtbar, sehr schnell vorbei, und ich schwankte zwischen der Euphorie, jetzt eine richtige Frau zu sein (wozu es dafür der Penetration mit einem Penis bedurfte, nur eine weitere Legende, mit der ich groß wurde) und der Enttäuschung, wie unspektakulär Sex eigentlich war. Ich blutete nicht (es reißt ja auch nichts), aber er hatte so eine Ahnung und fragte, ob es mein erstes Mal gewesen sei. Ich nickte und fing an zu weinen. Ich weinte nicht, weil mir etwas wehtat oder weil ich mich schämte, nicht mal aus Enttäuschung.

Ich weinte, weil ich dachte, es würde jetzt von mir erwartet.

Er machte mir Tee.

Er sagte mir, dass er viel zärtlicher gewesen wäre und sich mehr Zeit genommen hätte, wenn er es vorher gewusst hätte. Und dass ihm jetzt klar sei, warum ich nicht gekommen bin. Ich lernte, dass meine Jungfräulichkeit einen Wert hatte, ich mit ihr »besser« behandelt wurde. Und dass von mir erwartet wurde, dass ich komme.

Dabei wusste ich zu diesem Zeitpunkt nicht einmal, dass das vorgesehen war und ich dieses wohlig warme Gefühl, welches sich zwischen meinen Beinen ausbreitete, wenn ich mich dort nachts berührte, etwas war, das ich mit jemand anderem teilen konnte. Ich wusste nur, wie ich »ihn« auf 28 verschiedene Weisen kommen lasse. In der Theorie.

Die nächsten Jahre, ach komm, Jahrzehnte, habe ich diese Theorie Praxis werden lassen. Ich habe Sex gehabt, um zu gefallen. Ich hatte auch Sex aus Neugierde, weil ich verliebt oder zumindest verknallt war oder weil ich einfach Bock drauf hatte. Ich habe aber auch Sex gehabt, weil ich nicht wusste, wie ich Nein sagen soll oder das Gefühl hatte, nicht rechtzeitig den »Absprung« geschafft zu haben bei einem Date. Weil ich nicht unhöflich sein wollte, oder dachte, es würde von mir erwartet. Und ehrlich gesagt auch oft, weil es einfacher war, es über mich ergehen zu lassen, als mich der Diskussion oder unangenehmen Situation zu stellen, dass ich eigentlich nicht wollte.

Ich habe mir vorgemacht, dass das schon okay so sei, denn nur weil ich es eigentlich nicht wollte, war es doch nicht so, dass es gegen meinen Willen geschah, oder? So viel zu meiner Selbstbestimmtheit. Kein oder ein gefakter Orgasmus war dann meine Form des stillen Protests. Den gebe ich dir nicht auch noch.

Die Männer, mit denen ich diese Form von Sex hatte, waren keine Widerlinge oder haben mich aktiv genötigt. Diese Geschichten bin ich noch nicht bereit zu teilen.

Ich bin mir sogar sicher, dass die große Mehrheit nicht mal gemerkt hat, dass ich eigentlich nicht wollte. Noch nicht mal gewollt werden wollte. Wie nennt man das? Höflichkeitssex? Der Weg des geringsten Widerstands? Sozialisierung?

Zu lesen, dass ich damit nicht allein dastehe, hat mir die Scham darüber genommen. Aber auch die Überzeugung, dass sich hier was ändern muss. Und nicht nur durch »Orgasmusverweigerung«. Ein Orgasmus ist nicht der Maßstab für guten Sex. Weder meiner noch seiner. Beileibe nicht. Eine wunderschöne Erkenntnis, die ich noch gar nicht allzu lange verinnerlicht habe. Aber der sogenannte Orgasm Gap spricht Bände darüber, wie es um die weibliche Lust bestellt ist. Der Orgasm Gap beschreibt, dass Männer und Frauen bei heterosexuellem Sex unterschiedlich häufig zum Orgasmus kommen.

Laut einer Studie der International Academy of Research aus dem Jahr 2017 kommen 95 Prozent der heterosexuellen Männer beim Sex immer oder meistens zum Orgasmus, aber nur 65 Prozent der heterosexuellen Frauen. Das liegt an verschiedenen Faktoren: Wir messen dem männlichen Orgasmus eine viel höhere Bedeutung als dem weiblichen zu. Kommt er nicht, zweifeln wir an unserer Attraktivität oder unseren »Skills« (was natürlich Quatsch ist, außerdem kann der Druck, immer kommen zu müssen, auch Männer unter Druck setzen). Kommen wir Frauen nicht, nehmen wir das viel öfter als gegeben hin.

Dabei ist der Mythos, dass wir Frauen viel schwerer kommen als Männer, Bullshit. Wir kommen nur anders. Wie sonst sollte man erklären, dass wir innerhalb von fünf Minuten kommen können, wenn wir es uns selbst machen? Aber wenn wir von Sex sprechen, geht es meist nur um penetrativen Sex. Als ob ein Penis ausreichend sei, um zum Orgasmus zu kommen. Die meisten Frauen brauchen aber zusätzlich eine klitorale Stimulation. Wenn wir Sex nur als Penetration verstehen und alles andere als Vorspiel oder Ähnliches begreifen, gibt es vielleicht oft zu wenig Raum für das, was Sex für uns Frauen attraktiv und befriedigend macht.

Viele Männer wissen schlicht nicht, wie sie es uns richtig besorgen können (nach meiner Erfahrung wird es besser, je älter sie werden und ihrem eigenen Orgasmus nicht mehr den höchsten Stellenwert einräumen, aus Gründen. Aber hey, that's just me). Vielleicht wüssten sie besser Bescheid, wenn sie auch, seitdem sie vierzehn sind, solch wertvolle Tipps wie wir zu lesen bekommen hätten ;) Und wir Frauen uns mehr trauen würden zu sagen, was uns gefällt. Ich habe Jahre meines Sexlebens darauf verschwendet, nur ihn im Bett kommen zu lassen. Auf jede erdenkliche Weise, mehrmals und immer raffinierter. Habe mich auf seine Bedürfnisse und Vorlieben eingestellt. Und mir was darauf eingebildet, eine »Granate im Bett« zu sein. Mein eigener Orgasmus war mir dabei nicht wichtig, ich betrachtete ihn als etwas, worum ich mich schon allein kümmere.

Nicht falsch verstehen, ich hatte durchaus meinen Spaß dabei, ich »gebe« tatsächlich ausgesprochen gern, aber mein Fokus war komplett verschoben. High Performance war mein Game. Und als ich dabei feststellte, dass mein Orgasmus auch gewünscht war (eine Erfahrung, die ich in meinen Anfangsjahren noch nicht gemacht hatte, das kam erst mit den Jahren), wurde ich zum »Great Pretender«, Freddie Mercury wäre stolz auf mich gewesen.

Frauen täuschen ihre Orgasmen vor, weil sie Männern ein gutes Gefühl geben und ihnen zeigen wollen, dass es ihnen gefällt. Sie wollen aber auch nicht als »spaßbefreit« oder »frigide« dastehen, immerhin sind wir doch sexuell befreit und emanzipiert. Und manchmal wollen wir einfach, dass er zum Schuss kommt. Weil es irgendwie nicht geil ist, wir gedanklich ganz woanders sind oder schon ganz wund.

Ich habe immer gefaked, was das Zeug hielt, als wollte ich einen Oscar für meine Performance bekommen. Der Glanz in seinen Augen, wenn er erschöpft neben mir lag, so stolz darauf, wie gut er mir es besorgt hätte, war mein Orden. Mir war es wichtiger, als gut im

Bett zu gelten, als tatsächlich eine gute Zeit zu haben. Obwohl ich das dachte. Ich hatte tatsächlich Freude an diesem Schauspiel. Ich liebte Sex. Tue ich bis heute. Aber verstehe heutzutage etwas gänzlich anderes darunter. Was ist passiert?

Zum einen bin ich älter geworden. Und was körperlich nicht immer Anlass zu Jubel gibt, für mein Mindset war und ist es eine Offenbarung. Mir ist vieles so viel egaler geworden. Wie ich beim Sex aussehe. Ich bin zu alt, um ständig meinen Bauch einzuziehen und mich auf meine »vorteilhafte« Seite zu legen. Ich finde mich jetzt heiß, mit meinen schweren Brüsten, dem runden Bauch und dem großen Hintern. Nichts davon kann eine Überraschung für den Mann sein, wenn er mich auspackt. Damit bin ich viel freier beim Sex und kann mich fallenlassen, endlich.

Ich will nicht mehr nur gefallen, ein gesunder Egoismus hat sich eingeschlichen. Ich will keine Orden mehr, sondern suche Nähe, Intimität, auch mal ein bisschen Kink. Sex auf Augenhöhe.

Dann bin ich auf Männer getroffen, die mich liebten. Und einige, die einfach gern mit mir waren, Körper an Körper, im Körper, ohne bestimmtes Ziel. Weils schön ist. Und die auch gern gegeben haben. Und mir dabei beibrachten, einfach mal zu empfangen.

Den ersten Orgasmus mit einem Mann hatte ich mit Ende zwanzig. Er war und wurde nicht die Liebe meines Lebens, aber dieses Geschenk werde ich nie vergessen. Das wollte ich danach nicht wieder missen.

Außerdem habe ich so viel mehr über mich und meinen Körper gelernt. Wie er funktioniert. Und ich. Wie ich kommen kann, mittlerweile sogar auf unterschiedliche Arten und Weisen, mit und ohne Mann. Ich habe gelernt, wie ich meine Wünsche artikuliere, ohne Angst haben zu müssen, Ablehnung oder Unverständnis zu erfahren (das Gegenteil ist der Fall). Ich habe verstanden, dass Performance im Bett nicht nur ihm, sondern besonders mir gegenüber unfair ist und nirgendwo hinführt. Und dass »Fake it, till you make it« nicht funktioniert. Dafür musste ich erst mal zugeben lernen, dass ich nicht komme. Das bedeutete auch, manchmal aushalten zu können, wenn das nicht mit Begeisterung oder wenigstens Nonchalance aufgenommen wurde.

Es bedeutet jetzt, wenn die erste Honeymoonphase vorbei ist, bei der ich mittlerweile komme wie eine Weltmeisterin, dank einer gut funktionierenden Kommunikationsebene, neue Wege für mich, für uns, dass der Sex wunderschön bleibt oder sogar noch viel besser wird. Weil er sich verändern darf. So wie wir.

Und nicht zuletzt habe ich mich mit der Geschichte der weiblichen Sexualität auseinandergesetzt, die sehr viel tiefgreifender ist, als ich hier in einem Kapitel abhandeln kann. Ich habe augenöffnende Literatur dazu gelesen, Studien und Umfragen gewälzt, habe in der modernen Kunst endlich Vulven gesehen, als Schmuck, Graffiti, die Veränderung der Tonalität in Frauenmagazinen wahrgenommen und unendlich viele Gespräche führen dürfen, auch dank und durch Hirn und Hupen. Viel davon macht wütend, Stichwort Rape Culture und Victim Blaming, und wie sehr das gesamte Thema noch von internalisierter Misogynie durchzogen ist. Aber viel ist auch wahnsinnig empowernd. Ich musste mich meiner eigenen Sexualität stellen. Und wenn dieses Ausleuchten auch manchmal echt wehgetan hat, mich ehrlich mit mir auseinanderzusetzen hat mir viel Schönes eröffnet. Orgasmus oder nicht, ich mache jetzt, wozu ich Lust habe.

Ihr hoffentlich auch.

»Seit meinem aktuellen Partner habe ich tatsächlich mal ein recht erfülltes Sexualleben und Orgasmen mit ihm. Früher unmöglich und ein gigantisches Schamthema für mich, über das ich fast gar nicht reden konnte. Ich musste erst lernen, das, was ich fühle, als Orgasmus anzunehmen. Seither wird es intensiver, auch wenn es sich wirklich anders anfühlt als allein. Fachbücher haben mir da viel geholfen. Allein schaffe ich es oft nicht, da wirklich Selbstliebe reinzustecken. Vibrator und möglichst schnell fertig. Leider ist es bei mir tatsächlich so, dass Vibratoren meine Klitoris sehr abgestumpft haben. Vor allem, wenn ich sie öfter nutze, dauert es irgendwann 30 bis 60 Minuten und ist eher unangenehm und frustrierend. Mehr wie binge eating, wenn man sich vollgefressen hat und doch nicht happy danach ist. «

»Im Bett ›performen‹. Auf mich trifft es einfach total zu. Ich würde mich selber als emanzipierte Frau beschreiben, aber ich muss einfach eingestehen, dass ich beim Sex immer noch ein sehr altes Klischee abarbeite bzw. mich da teilweise so füge, wie es dem Mann am besten passt. Was dann oft in so einem komischen Rumgebumse endet, bei dem ich sehr sehr selten komme. Ich glaube aber, dass auch die Männer da genauso in einem Rollenbild gefangen sind. Allein komme ich immer und genieße das sehr. Man kann die beiden Sachen und auch die Orgasmen nicht miteinander vergleichen. Selbstbefriedigung und Sex mit einem anderen Menschen sind einfach zwei verschiedene Dinge.«

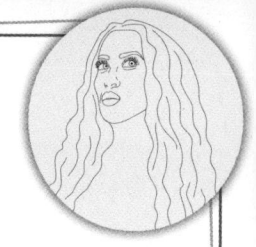

MIT HAUT UND HAAR

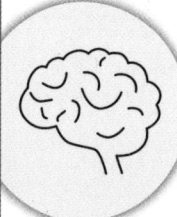

Die Haut umhüllt uns, ist Schutz und auch Spiegel unserer Seele. Sie spricht oft auf eine Weise, die uns nicht gefällt, und doch verrät sie so viel über uns. Unsere Haare sind seit jeher Zeichen für Kraft, Gesundheit, Erotik und Jugend, ein Zeichen für Potenz, man denke nur an die Geschichte von Samson, der seine gesamte Kraft verlor, als seine Gattin Delila sie ihm im Schlaf abschnitt.

UNSERE HAUT

Die Haut ist mit einer Fläche von etwa 1,5 bis 1,8 Quadratmetern unser größtes Organ. Sie schützt den Körper vor chemischen, mechanischen und thermischen Umwelteinflüssen, zum Beispiel durch Verdickung der Hornschicht oder Pigmentbildung. Ihr Säureschutzmantel wehrt viele Krankheitserreger ab, und sie kann durch Weit-/Engstellung der Gefäße die Temperatur des Körpers regulieren. Die Haut nimmt nicht nur Wirkstoffe auf, speichert Wasser, Fett und Salze und scheidet Stoffwechselprodukte aus, sondern ist auch an der körpereigenen Vitamin-D-Synthese beteiligt. Gleichzeitig bekommt der Körper über die Haut Informationen aus seiner Umgebung: Mit der Haut fühlt man Berührungen, Temperatur oder Schmerzen.

Die Oberhaut ist ständig äußeren Einflüssen ausgesetzt und unterliegt daher einem steten Erneuerungsprozess. In ihrer untersten Zellschicht werden permanent neue Zellen gebildet, die nach oben geschoben werden, verhornen und absterben. Diese Hornschicht besitzt einen Säureschutzmantel mit einem pH-Wert von etwa 5,5 und bildet eine widerstandsfähige Schutzschicht gegen schädigende Einflüsse.

Die darunter liegende Lederhaut sorgt mit ihrem dichten Bindegewebe für Elastizität und Festigkeit der Haut. In ihr liegen Nerven- und Muskelfasern, Schweiß- und Talgdrüsen, Blut- und Lymphgefäße, Haarwurzeln, Tastsinneszellen, Wärme- und Kälterezeptoren. Ihre Gefäße versorgen die Oberhaut mit Nährstoffen.

Das Unterhautfettgewebe ist ein Wärme- und Nährstoffspeicher, polstert darunterliegende Strukturen, dämpft äußeren Druck und Stöße ab und schützt vor Wärmeverlust.

Die Haut prägt aber auch unser äußeres Erscheinungsbild, sie errötet oder erblasst und verrät dabei schon so einiges über unseren Gemütszustand. Von Falten über Akne, Narben, Irritationen und Hauterkrankungen, sie kann uns das Leben auch manchmal ganz schön schwer machen und hat massiven Einfluss auf unseren Selbstwert.

UNSERE HAARE

Haare bestehen wie Fingernägel aus Horn, was nichts anderes ist als abgestorbenen Zellen. Sie enthalten weder Blutgefäße noch Nerven, was gut ist, sonst wäre jeder Friseurbesuch die reinste Folter … ;)

Jedes Haar besteht aus einem Haarschaft und einer Haarwurzel. Der Schaft ist der sichtbare Teil des Haares, der aus der Haut herausragt. Die Haarwurzel steckt in der Haut und reicht bis in das Unterhautgewebe. Sie ist von Haut- und Bindegewebe eingehüllt, dem Haarfollikel, in den auch eine Talgdrüse mündet.

An jedem Haarfollikel setzt zudem ein kleiner Muskel an, der das Haar aufrichten kann. Am Haarfollikel enden auch viele Nervenfasern, dadurch können wir dort Haarbewegungen wahrnehmen, einen leichten Luftzug spüren oder es genießen, den Kopf gekrault zu bekommen.

Rund fünf Millionen Haare hat der Mensch am Körper – davon 100.000 bis 150.000 Haare auf dem Kopf. Blonde Menschen haben im Schnitt feinere, dafür aber auch die meisten Haupt-haare, etwa 150.000. Schwarzhaarige und Brünette haben dickere Haare, rund 100.000, Rothaarige liegen bei etwa 90.000 Haaren.

Jedes menschliche Haar hat einen eigenen Wachstumsrhythmus. Es wächst rund zwei bis sieben Jahre lang, und zwar jeden Tag um etwa 0,35 Millimeter. Dann fällt es aus und nach einer kurzen Ruhepause wächst ein neues Haar. So verlieren wir täglich 50 bis 100 Haare; bei durchschnittlich 100.000 Haaren, die der Mensch auf dem Kopf trägt, fällt dies nicht weiter auf.

Im Lauf der Evolution haben wir die meisten Haare an unserem Körper verloren, wobei das nicht ganz stimmt: Mit Ausnahme von Fußsohlen und Handinnenflächen sowie den Schleimhäuten und Lippen wachsen am ganzen Körper Haare – beim einen mehr, beim anderen weniger. Sie sind nur nicht mehr so lang und kräftig wie vorher, wofür wir nach aktuell geltenden Ästhetikvorstellungen wahrscheinlich dankbar sein sollten.

Dabei erfüllt unsere Behaarung bestimmte Funktionen: So dient das Haupthaar als Wärmeregulator dem Schutz des Gehirns und schirmt die Kopfhaut insbesondere vor UV-Strahlen ab. Wimpern und Augenbrauen verhindern, dass Staub, Schmutz oder Schweiß in die Augen geraten. Auch in der Nase und den Ohren schützen Haare vor Eindringlingen. Die Körperhaare helfen bei der Regelung der Körpertemperatur: Stellen sie sich bei Kälte auf, können sie die vom Körper erwärmte Luft an der Hautoberfläche halten – wie ein wärmendes Luftpolster.

Meine Haut und ich haben mittlerweile ein entspanntes Verhältnis zueinander. Sie muckt von Zeit zu Zeit auf, wenn Schlafmangel, Ernährung oder seelisches Gleichgewicht bei mir aus der Balance geraten.

Letztens habe ich eine Hautanalyse machen lassen. Und siehe da, sie scheint mir die Solariumbesuche und Sonnenanbetungen mit Karottenöl in den Neunzigern, meine Jahre als Flugbegleiterin und die jahrzehntelange Verweigerung, sie ausreichend zu hydratisieren, nicht allzu krumm genommen zu haben.

Weder Falten noch Pickel plagen mich im Übermaß, und selbst mein wildes Rumprobieren, was Pflegeprodukte angeht, macht ihr nicht allzu viel aus. Im Kapitel »Will you still love me ...« beschreibe ich genauer, was ich allerdings auch alles tue, damit es so bleibt.

Während meiner Pubertät erinnere ich mich nur an einen einzigen Pickel, der wächst mir mitten auf der Nase. Und ich weiß so überhaupt nicht, wie ich damit umzugehen habe, dass ich Nivea-Creme draufschmiere. Meine Mutter kommentiert nur trocken, dass das vielleicht nicht die beste Idee sei. In meinen Zwanzigern kommen dann vermehrt Pickel, und ich lerne zwangsweise, wie ich mit ihnen umzugehen habe.

Ein Phänomen tritt aber bis heute im Zusammenhang mit meiner Haut auf: Immer, wenn ein wichtiges Ereignis bevorsteht, bekomme ich einen Pickel, groß und an prominenter Stelle. Ob Dreh, Date oder Casting, ich muss da nie allein durch, ein fieser, bummernder Eiterauswuchs steht mir immer zur Seite. Sollte ich in diesem Leben noch mal heiraten, mein Zukünftiger kann sich jetzt schon über eine Braut mit optischer Spezialausstattung freuen.

Ich habe aber eine Lösung dafür gefunden: annehmen. Wenn der Pickel trotz all meiner zahlreichen Bemühungen, ihn abzuwehren oder loszuwerden, wie ein kleines Geschwisterchen darauf besteht, mitspielen zu dürfen, lass ich ihn.

Meine Haut erzählt aber auch eine Geschichte. Die meiner Herkunft. Der leicht gelbliche Unterton, die Haarlosigkeit, die sie so weich und glatt macht. Erbe meiner japanischen Mutter. Unzählige helle Sommersprossen, die meine Arme und Beine bedecken, die vergrößerten

Poren und geplatzten Äderchen auf der Nase – hallo Papa. Wie viel liebevoller ich mit ihr umgehe, seitdem ich das erkannt habe ...

Meine Haut ist aber auch Leinwand: für Make-up. Für bisher 48 Tattoos. Die weitere Geschichten erzählen. Und für Narben. Mit dunkleren Geschichten.

Ich fühle mich nicht immer wohl in und mit meiner Haut. Aber sie ist die wertvolle Hülle, die mich umschließt und schützt. Und kommuniziert. Und ich habe gelernt, zuzuhören.

Und nun zu meinen Haaren. Bis vor drei Jahren befand ich mich in einer nach heutigen Maßstäben des Schönheitsideals privilegierten Position: üppige Matte langwachsenden Haupthaars und keine nennenswerte Körperbehaarung. Japanische Gene ahoi.

Wofür mich meine griechischen, persischen, italienischen Freundinnen und auch Agnes, meine polnische BFF, beneideten bis hassten: Während sie peelten, rasierten, epilierten, waxten und laserten, cremte ich höchstens mal nachlässig drüber und ließ mir Erdbeerhaut erklären. Als Teenager rasierte ich meine haarlosen Beine, weil ich unbedingt so erwachsen sein wollte wie die schönen Frauen in der Werbung. Und die rasierten sich ja auch Beine, die glatt waren wie ein Babypopo, da kam mir das nur logisch vor.

Und was mein Haupthaar angeht: Es wuchs immer üppig und kräftig und in rasender Geschwindigkeit, wie meine Nägel, sodass mein Hauptproblem immer war, so oft zur Mani- und Pediküre zu müssen und dass »Frisuren« bei mir maximal zwei Monate aussahen wie gedacht.

»Ausdünnen« hörte ich beim Friseur häufiger als »kräftigen«. Da ich sie aber (bis heute) bis auf Ausnahmen in der Jugend, in der ich von Pixie über Bob zu asymmetrischen Unfällen in gesträhnt bis platinblond alles einmal durchprobieren musste, immer lang trug, fiel das nicht weiter ins Gewicht.

Vor drei Jahren allerdings fingen meine Haare an, auszufallen. Das taten sie natürlich immer schon. Man kann auch nicht mit mir zusammen sein, ohne meine Haare an den unmöglichsten Stellen zu finden. Wenn er sich ein langes Haar aus seiner Poritze zieht, ist er mein ... Ich mache die Regeln nicht.

Jetzt aber stand ich unter der Dusche und die Szene aus Psycho wiederholte sich jedes Mal aufs Neue, inklusive (inneren) Kreischens. Die Szene, in der das Blut in Schwarz-Weiß in den Abfluss rinnt? Ersetzt das Blut durch lange, schwarze Haare und ihr wisst, wovon ich rede. Wie die Alte von »The Ring« ...

Anfangs tat ich das noch ab, wo viel Haar, da auch viel Haarverlust. Doch irgendwann konnte ich die Augen nicht mehr davor verschließen. Ich hatte schon aufgehört, mir die Haare zu bürsten, weil ich es nicht ertragen konnte, wie viel Wolle ich da aus der Bürste entfernen musste. Was dem Frisieren nicht zuträglich war. Ich gab meine Alltagsfrisur, den straffen, hohen Dutt auf, vielleicht war er die Wurzel allen Übels?

Ich schluckte Biotin, Kieselerde, Zink, Selen, probierte mich durch Hausmittelchen und Nahrungsergänzungsmittel, Haarwuchspräparate, massierte und tupfte. Nichts half.

Lag es an den vielen Operationen, die ich in dem Jahr über mich ergehen lassen musste? War es stressbedingt? Denn davon hatte ich genug. Oder kickten die Wechseljahre und meine Hormone spielten verrückt? Ich konnte es nicht sagen. Aber ich litt. Still. Auch weil ich dachte, ich dürfte mich nicht beschweren, hatte ich doch immer noch mehr Haare auf dem Kopf als viele Frauen, die ich kannte. Jammern auf hohem Niveau sozusagen. Was mir auch schon ab und zu vorgeworfen wurde, wenn ich meine Sorgen äußerte. Also hielt ich die Klappe.

Bis Vreni, der ich einmal davon erzählt hatte, mehr so nebenbei, im Plauderton, sehr verharmlosend, mich während einer Hirn-und-Hupen-Aufnahme darauf ansprach. Und bei mir die Dämme brachen. Zu unser aller Überraschung, besonders meiner.

Einmal mehr ein Beweis dafür, dass man Sorgen, welcher Art auch immer, nicht in sich reinfressen und für sich behalten sollte. Irgendwann springen sie einen an wie ein Ball, den man mit aller Kraft versucht, unter Wasser zu drücken und zu halten. Je länger und fester man drückt, desto heftiger schnellt er irgendwann nach oben.

Ich weiß nicht, was sich seitdem geändert hat. Ich sprach dann offen darüber im Podcast, nach einer Unterbrechung, in der ich umarmt wurde und Tränen getrocknet wurden. Ich thematisierte das Thema auf Instagram und redete mit Freundinnen darüber. Agnes, meine pragmatische beste Freundin UND Friseurin (ich kann die Kombi nur empfehlen), sagte auf ihre typische »No drama, please«-Art: »Wir schneiden dir mal die Spitzen (damit meinte sie 12 Zentimeter!). Wenn die Fisseln ab sind, ist es nur noch halb so schlimm, wirst du sehen.«

Was soll ich sagen. Ich sah.

Als meine Freundin Amely mir noch ein neues Anti-Hairloss-Präparat aus ihrem Sortiment von Nahrungsergänzungsmitteln zuschickte, auf die ich eh schon schwöre, war das Wunder perfekt. Babyhaare sprießen fröhlich auf meinem Kopf und schenken mir im Gegenlicht eine Corona, die mehr wie Kükenflaum als Heiligenschein aussieht, und ich könnte hüpfen vor Freude. Denn irgendwie bin ich da ein bisschen wie Samson. Verliere ich meine Haare, verliere ich scheinbar an Kraft. Na ja, nicht Kraft, aber mein Selbstwert ist wohl enger an meine Haarpracht geknüpft, als ich es zugeben möchte.

Vreni hat da einen ganz anderen Bezug zu ihren Haaren:

»Ich habe kreisrunden Haarausfall. Aber es sind nur Haare. Ich werde oft gefragt, ob ich darunter leide, und die Antwort ist ganz klar: Nein. Es sind und bleiben einfach wirklich nur Haare. Ich habe keine lebensgefährliche Erkrankung, deswegen ist es für mich nichts, was mich ansatzweise fertigmacht. Außerdem wachsen meine

Haare nach. Ich habe tatsächlich nur einmal nach dem Haareschneiden geheult – da war ich 14 und meine Mutter hatte versucht, mir einen Stufenschnitt zu schneiden. Das Ergebnis war rein objektiv wirklich zum Heulen. Viele von euch wissen ja, dass ich Perücken oder einen Clip-in-Pony trage. Die trage ich nicht wegen meiner Alopecia Areata, sondern weil ich eine faule Sau bin und meine Frisur dann immer sitzt, ohne dass ich stundenlang im Bad stehen muss. Die Perücken hatte ich schon vor Ausbruch des kreisrunden Haarausfalls. Ich glaube, ich bin deswegen so entspannt, weil ich einfach so viele schwerwiegende Erkrankungen habe und so dankbar bin, dass mein Körper mittlerweile gut funktioniert. Und natürlich auch, weil ich mit Haarteilen nachhelfen kann. Und irgendwann werde ich die Frau sein, die auf die Frage ›Wie lange brauchen Sie, um Ihre Haare so toll zu stylen?‹ antworten werde: ›Keine Ahnung, ich war noch nie dabei.‹ So nämlich.«

Ob man jetzt so an seinen Haaren hängt wie ich oder einen viel entspannteren Umgang damit hat wie Vreni, auch hier habe ich gelernt, dass Scham und Zurückhaltung keinen Platz haben bei Themen, die uns beschäftigen. Im Austausch finden wir Bestätigung, Verständnis, Gemeinsamkeiten oder andere Sichtweisen. Und mitunter sogar Hilfe – ist das nicht wunderbar?

»Ich habe durch PCOS verstärkten Haarwuchs am ganzen Körper – unter anderem am Bauch und sogar im Gesicht. Ich muss mir jeden Morgen die Haare entfernen und es belastet mich und mein Selbstbild jeden Tag. Ärzte unterstützen leider wenig, mir wurde die Pille verschrieben. Habe dann sehr viel Geld für

Laser-Haarentfernung und Elektrolyse ausgegeben, hat leider auch nichts gebracht.«

»Eine Zeit lang hatte ich so eine Art Stress-Kopfkratzen, an jeder winzigen Unebenheit auf der Kopfhaut oder im Gesicht wurde ewig gekratzt, bis es ein Riesending war und dann weiter am Grind. Nennt sich Skin Picking. Irgendwann hatte ich fast Geheimratsecken, weil ich oft am Ansatz rumgekratzt habe. Dabei war es mir immer furchtbar unangenehm, die Kratzerei auch vor anderen Leuten nicht lassen zu können. Ich habe in heftigen Stresssituationen teilweise richtig tief gekratzt, bis es geblutet hat, und konnte es selbst dann nicht lassen. Bin irgendwann mehr auf den Hinterkopf ausgewichen, damit man es nicht so sieht. Zum Glück konnte ich mit der Zeit aufhören, das in dem Ausmaß zu tun, heute kann ich mit Stress einfach besser umgehen.«

»Meine Haare sind mein wichtigstes Accessoire. Ich habe dickes, volles Haar. Es macht aber, was es will, und sieht schnell trocken und kaputt aus. Am ehesten vergleichbar mit den Haaren von Hagrid aus Harry Potter. Wenn meine Haare nicht gut aussehen, fühle ich mich sehr unwohl. Ich bin mehrgewichtig und habe oft das Gefühl, deshalb abgewertet zu werden. Zudem habe ich den Eindruck, wenn meine Haare nicht gepflegt aussehen, halten mich die Menschen für weniger intelligent, weniger erfolgreich. Manchmal denke ich, wenn ich schlank wäre, wäre es weniger wichtig, ob meine Haare gestylt sind.«

»Ich leide unter perioraler Dermatitis und habe eigentlich erst seit meinem letzten heftigen Schub vor einem
Monat erfahren, dass die Krankheit chronisch ist und
durch verschiedene Faktoren ausgelöst werden kann. Da
ich seit der ersten Diagnose vor fast zehn Jahren auf
Pflegeprodukte für die Haut verzichte, dachte ich die
ganze Zeit, wenn ich Pickel oder Ausschlag hatte, dass
es einfach hormonelle Schwankungen, trockene Haut
usw. sei. Dabei waren es Schübe, die ich nicht einordnen konnte, weil ich beim ersten Arztbesuch nicht
aufgeklärt und mir gesagt wurde, dass ich meine Haut
überpflegt habe. Der letzte Schub wurde allerdings von
einem starken und lang anhaltenden Infekt ausgelöst.
Bis auf die Stirn war mein ganzes Gesicht von der Ent-
zündung betroffen.

Natürlich fühle ich mich hässlich dabei. Hätte man
mir beim ersten Arztbesuch gesagt, dass ich wohl immer aus verschiedenen Gründen mit den Entzündungen
zu rechnen hätte, hätte ich den Ausschlag von Anfang
an besser einschätzen können und wäre sofort zur Der-
matologin gegangen. Meine Hausärztin verschrieb mir
Cortison, was alles noch verschlimmerte. Mit einem
Antibiotikum kann man den Ausschlag innerhalb von
zwei Wochen komplett loswerden. Ich habe gelesen, dass
periorale Dermatitis eine Krankheit ist, die prozentual
am häufigsten in Hautarztpraxen diagnostiziert wird.
Trotzdem hat noch nie jemand davon gehört, wenn ich davon spreche. Es sollte mehr Aufklärung darüber geben.«

»Ich bin 42 Jahre alt, Lehrerin und Single. Als ich 20
war, kurz nach meinem Abitur, hatte mein Papa einen

Herzinfarkt. Er wurde lange reanimiert und litt unter Sauerstoffmangel. Fünf Jahre war er danach in einer Art Wachkoma. Diese Zeit war die Hölle. Nach fünf Jahren hat sich der Zustand meines Vaters ganz plötzlich verschlechtert. Er ist dann innerhalb von zwei Tagen gestorben. Ich hatte vorher immer gedacht, dass es eine Erlösung sein würde, aber ich war am Boden zerstört. Die ersten Wochen konnte ich kaum etwas essen, dann kamen das Frustessen und der Haarausfall. Ich hatte immer superfeines Haar, ich hätte es mir zwar anders gewünscht, von langen Haaren habe ich immer geträumt, aber es war ok für mich. Innerhalb weniger Wochen sind mir die Haare büschelweise ausgefallen. Das ist heute fast 17 Jahre her. Seit acht Jahren benutze ich Minoxidil-Lösung. Es ist besser geworden, aber ich habe immer noch viele lichte Stellen. Inzwischen kaschiere ich es mit Ansatzspray, das ich scheitelweise aufsprühe. Es bleiben die Tage, an denen ich mich ungestylt sehe, und die Angst, dass die anderen Haare auch noch ausfallen könnten. Manchmal belastet mich das Thema so sehr, dass ich überlege, mir doch eine Perücke machen zu lassen.«

WHAT THE HEALTH ... – ERKRANKUNGEN VON FRAUEN

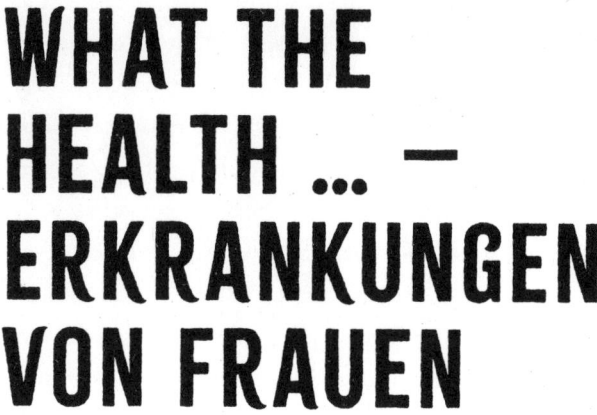

In unserer Gesellschaft ist Gesundheit zwar ein wichtiges Thema, dennoch gibt es noch immer tabuisierte und vernachlässigte Krankheiten, die insbesondere uns Frauen betreffen.

Wir wollen dazu beitragen, das Stigma rund um weibliche Erkrankungen zu brechen. Denn wenn wir das nicht tun, riskieren wir Fehldiagnosen und verzögern Behandlungen. Keine von uns, die unter einer Erkrankung leidet, soll sich unsicher oder peinlich berührt fühlen. Viele Frauen trauen sich nicht, mit Freunden und Freundinnen oder ihren Ärzten und Ärztinnen zu sprechen, weil einfach niemand diese Themen auf den Tisch bringt. Dazu kommt, dass einige, um nicht zu sagen viele, von uns in einer Praxis nicht ernst genommen werden.

Das Ergebnis ist, dass viele Frauen ihre Symptome ignorieren oder sich nicht trauen, um Hilfe zu bitten. Dadurch wird der Leidensweg länger und länger. Ich weiß noch, wie lange ich mit meiner Analfissur gebraucht habe, um endlich mal einen Proktologen aufzusuchen. Da waren die Schmerzen schon unerträglich geworden und die Heilung hat sich tatsächlich über zwei Jahre hingezogen. Hätte ich mir schon früher Hilfe gesucht, dann wäre mir wahrscheinlich vieles erspart geblieben. Weil das für mich echt ein krasser und langer Leidensweg war, spreche ich heute darüber. Manchmal noch ein klitzekleines bisschen peinlich berührt, weil ich nicht weiß, wie mein Gegenüber reagiert, aber bisher wurde es immer dankend und positiv aufgenommen. Vor allem wenn ich erzähle, dass ich Patientin in der Praxis von Herrn Dr. Loch bin. Das ist kein Witz, aber trotzdem zum Totlachen.

Wir wollen also helfen, Tabus zu brechen und offen über Erkrankungen sprechen. Wir wollen unser aller Bewusstsein schärfen und unser Verständnis für typische Frauenerkrankungen. So schaffen wir es letztendlich, Barrieren zu durchbrechen, die Frauen daran hindern, Hilfe zu suchen und zu erhalten. Aber nicht nur das: Durch das Brechen des Stigmas können wir auch die Forschung und Entwicklung von Behandlungen und Medikamenten fördern, die speziell auf unsere Bedürfnisse zugeschnitten sind.

Daher lasst uns jetzt exemplarisch einen Blick auf einige typische weibliche Erkrankungen werfen. Es gibt natürlich noch viele weitere, aber das würde den Umfang des Buches sprengen. Die folgenden Erkrankungen betreffen Frauen in allen Altersgruppen und Lebensphasen. Es ist wichtig, dass wir diese Krankheiten nicht als etwas betrachten, das »normal« ist und über das man deshalb einfach schweigen sollte. Nein, gerade weil es normal ist, müssen wir darüber reden. Brustkrebs ist beispielsweise eine Erkrankung, die schon sehr gut in der Gesellschaft angekommen ist, bei der viel Aufklärung erfolgt und wo Frauen sehr gut geholfen werden kann. Deshalb lassen wir diese Erkrankung hier auch aus, auch wenn sie wahnsinnig wichtig ist, da sie häufig auftritt.

Und wir wollen eure Geschichten wiedergeben, um ein umfassendes Bild zu vermitteln, um Leidenswege sichtbar zu machen und um zu zeigen, dass wir mit Problemen und Schmerzen nicht allein sind. Wir danken euch so sehr für eure persönlichen Einblicke, die ihr uns gegeben habt.

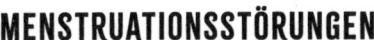

MENSTRUATIONSSTÖRUNGEN

Die Menstruation ist ein wichtiger (und teilweise sehr nerviger) Teil des weiblichen Körpers. Für viele Frauen ist die Periode mit Schmerzen und Beschwerden verbunden. Menstruationsstörungen sind Veränderungen im Menstruationszyklus, die als abnormal empfunden werden, dazu gehören:

- Schmerzhafte Menstruation: Starke Krämpfe und Schmerzen im Unterleib während der Periode
- Seltene oder unregelmäßige Menstruation: Wenn die Periode nicht regelmäßig auftritt, zu früh oder zu spät kommt
- Häufige Perioden, die weniger als 21 Tage auseinanderliegen
- Schwere und lange Menstruation: starker Blutverlust während der Periode (oft länger als 7 Tage), führt häufig zu Müdigkeit, Blutarmut und anderen Problemen
- Ausbleibende Menstruation: Wenn Frau nicht menstruiert, obwohl sie normalerweise eine regelmäßige Periode hat
- Unregelmäßige Zwischenblutungen zwischen den Perioden

»Ich bin 46 Jahre alt und habe meine Menstruation seit Jahren viel zu stark. Jetzt, mit Beginn der Wechseljahre, ist es noch mal schlimmer geworden, da mein Zyklus sich um ca. 6 Tage verkürzt hat. Aus dem vielen Blutverlust ergibt sich ein starker Eisenmangel, der weitere unangenehme Symptome nach sich zieht.«

»Autoimmunerkrankung und Menstruation ist eine gemeine Kombination. Die Zyklen sind so unregelmäßig und wenn sie kommen, dann begleitet von schlimmen Rücken- und Unterleibs- sowie Bindegewebe- und Kopfschmerzen. Für mich bedeutet diese Zeit absoluten Rückzug.«

»Ich habe generell eine sehr schmerzhafte Menstruation. Der erste Tag ist ohne Schmerztabletten kaum denkbar und wehe ich habe sie zu spät genommen. Tierische Schmerzen im unteren Rücken und Krämpfe, die an Wehen rankommen. Im schlimmsten Fall hänge ich mehrere Stunden vor Schmerzen hechelnd und heulend über dem Klo, während ich mir bei jedem Krampf die Seele aus dem Leib scheiße und vor Schmerzen kotze.«

»Heftiger Scheiß. Erst bin ich ein paar Tage richtig deprimiert, werde sehr leise, will niemanden mehr sehen. Exakt mit dem Start meiner Periode habe ich das Gefühl, mir reißt jemand meinen Unterleib raus. Die Schmerzen sind überall. In den Beinen, im unteren und oberen Rücken. Das geht dann die kompletten ersten 24 Stunden so. Zum Start findet mein Körper dann auch, dass Essen egal ist, und entledigt sich allem, was drin ist. Die Situation frustriert mich sehr, weil sie mir jedes Mal aufs Neue das Gefühl gibt, ich sei zu schwach und zu ›kränklich‹ und schaffe es deshalb nicht, zu performen wie andere.«

»Früher kam meine Mens immer auf den Tag genau, dauerte nie länger als 5 Tage und war oft ohne

Schmerzmittel zu überstehen. Mittlerweile habe ich immer kurz vorher Zwischenblutungen und alle möglichen Symptome (schlechte Laune, Appetit, mieses Körpergefühl, das Gefühl, krank zu werden). Das zieht sich bis zu einer Woche, bis es tatsächlich losgeht. Dann startet es mit heftigen Krämpfen, Kopf- und Rückenschmerzen und geht bis zu 7 Tage. Der Zyklus schwankt völlig zwischen 15 bis 30 Tagen.«

»Es ist einfach belastend. Nie weißt du, wann die Periode kommt, wie stark sie wird und wie sie dich unerwartet und direkt überwältigt. Seit Jahren geht das so, manchmal gerade mal mit 7 bis 10 Tagen Abstand. Stelle mir nachts einen Wecker, um die Hygieneartikel alle anderthalb Stunden zu wechseln. Die Frauenärzte und Frauenärztinnen reagieren kaum darauf, Option ist Pille oder Spirale … Furchtbar. Bin so froh, wenn das irgendwann aufhört.«

HPV

HPV und ich haben eine lange gemeinsame Geschichte. Umso mehr freut es mich, dass ich mittlerweile als Botschafterin der Initiative »Entschieden. Gegen Krebs« über diese Erkrankung aufklären darf. Das Humane Papillomavirus (HPV) ist eine Gruppe von Viren, die Haut- und Schleimhautinfektionen verursachen können. HPV ist Auslöser der weltweit am häufigsten sexuell übertragenen Infektionen. Ganze 85 bis 90 Prozent aller Menschen infizieren sich im Laufe ihres Lebens mit Humanen Papillomviren. Und deshalb ist es mir total wichtig zu betonen, dass HPV nichts damit zu tun hat, wie sexuell aktiv ihr seid, bereits beim ersten Kontakt könnt ihr HPV bekommen. Es bringt daher überhaupt nichts, eure Partner:innen dafür zu blamen, wir haben es nämlich fast alle in uns.

Kommen wir also zu meiner Geschichte mit HPV: Den Pap-Test beim Gyn kennen wir wahrscheinlich alle. Der Abstrich vom Gebärmutterhals dient zur rechtzeitigen Entdeckung von Krebszellen und den Vorstufen. Bei einer Routineuntersuchung entdeckte meine Ärztin auffällige Zellen und ich wurde zur Dysplasie-Untersuchung geschickt. Hier wird eine Gewebeprobe aus dem Gebärmutterhals entnommen und dadurch der Grad der Zellveränderung festgestellt. Ich war ziemlich aufgeregt und hatte auch Angst. Die Ärztin war in meinem Alter und supernett. Sogar eine 3D-Brille hatte sie parat und so durfte ich überlebensgroß in meinen Uterus eintauchen. Übrigens: Die Biopsie spürt man null, der Gebärmutterhals ist nämlich schmerzunempfindlich. Glaubt man aber auch erst, wenn man es einmal erlebt hat.

Meistens schafft unser Immunsystem es übrigens selbst, gegen die Viren anzukämpfen und sie zu beseitigen. Leider nicht in meinem Fall. Ich musste operiert werden. Der Eingriff dauerte 15 Minuten, alles easy. Am meisten Angst hatte ich vor der Vollnarkose, weil ich vorher noch nie eine hatte.

Eine Woche war ich wegen der Nebenwirkung von der Narkose echt platt. Dann löste sich der Wundschorf. Als ich zum ersten Mal wieder meine Tage bekam, hatte ich echt böse Schmerzen im Unterleib. Meine Frauenärztin meinte, das sei leider normal und solange ich kein Fieber bekäme, bestünde kein Grund zur Panik. Das war auch glücklicherweise das einzige Mal, danach war alles gleich (schlimm) wie vorher bei der Periode. Das ist nun um die vier Jahre her und seitdem ist bei mir im Uterus alles in Butter.

Wichtig: Eine HPV-Infektion bemerkt ihr oft nicht, weil ihr keine Schmerzen habt. Es gibt andere Symptome wie Feigwarzen, die darauf hinweisen, aber meist schleicht sich die Zellveränderung einfach so ein. Deshalb ist es so wichtig, regelmäßig einen PAP-Abstrich machen zu lassen.

Ungefähr eine von 20 Krebsdiagnosen weltweit ist auf HPV zurückzuführen – eine Impfung kann bestimmten HPV-bedingten Krebserkrankungen vorbeugen, wie eben beispielsweise Gebärmutterhalskrebs. Wichtig ist: Männer können genauso von HPV betroffen sein wie Frauen. Deshalb sollten auch Jungs geimpft werden, damit sie zum einen nicht erkranken und zum anderen HPV nicht weitergeben. Die wichtigste HPV-Vorsorgemaßnahme ist tatsächlich die Impfung. Die STIKO empfiehlt eine Impfung für Mädchen und Jungen von 9 bis 14 Jahren. Versäumte Impfungen können bis zum 18. Geburtstag nachgeholt werden. Je früher die Impfung erfolgt, desto besser, da das Immunsystem besser auf die Impfung reagiert und der Nutzen größer ist. Eine Impfung nach dem 18. Lebensjahr kann aber immer noch sinnvoll sein. Sexuell aktive Männer und Frauen sind unabhängig von ihrem Alter oder Beziehungsstatus anfällig für HPV-Infektionen und ggf. daraus resultierende Erkrankungen. Viele gesetzliche und private Krankenversicherungen zahlen die HPV-Impfung für Frauen und Männer über 18 Jahren. Meine auch. Ich konnte mich nach meiner Operation impfen lassen und habe das natürlich sofort gemacht.

»Hatte Feigwarzen. Und dadurch wurden HP-Viren bei mir festgestellt. Durch eine wirklich gute Ärztin habe ich unter anderem die Gebärmutterhalskrebs-Impfung als Therapie bekommen und das hat sehr gut funktioniert!«

»Hatte HPV mit 20 vor 20 Jahren und deshalb eine Konisation, die mich komplett verändert hat. Ich fühlte mich stigmatisiert, weil es damals hieß, das bekommt man nur, wenn man mehrere Sexualpartner hat. Die Konisation hat meine Scheide verändert, ich habe mich ›zerschnippelt‹ und hässlich gefühlt. Mich hat auch niemand aufgeklärt, was das bedeutet, oder ob das jemals wieder weggeht. Habe es immer für mich behalten.«

»Jahrelang musste ich wegen HPV 4x im Jahr zum Gyn, ich wurde es nicht los. Zweimal wurde verändertes Gewebe entfernt. Nach Rücksprache mit einem zweiten Arzt habe ich dann entschieden, die Gebärmutter entfernen zu lassen. Ich war 43, alleinerziehend und mit dem Thema ›Kinder‹ eh durch. Beste Entscheidung ever! Dass ich eigentlich ständig eine Krebsvorstufe hatte, war mir gar nicht so bewusst, da alle Ärzte total souverän und gelassen damit umgegangen sind. Ich hatte ja auch nie Probleme oder Schmerzen. Und ich glaube, das ist das Perfide an Krebs!«

PCOS

PCwas?! Ich persönlich hatte vor unserem Podcast noch nie von PCOS gehört und bin so dankbar, dass ich auch durch euch so viel dazulerne, was Frauengesundheit betrifft.

Das polyzystische Ovarialsyndrom (PCOS) ist eine hormonelle Störung bei Frauen, die ihre Fähigkeit beeinträchtigen kann, schwanger zu werden. PCOS betrifft schätzungsweise 5 bis 10 Prozent aller Frauen im gebärfähigen Alter. Betroffene Frauen haben oft hohe Mengen an männlichen Hormonen (Androgene), die zu unregelmäßigen Menstruationszyklen, Akne, übermäßigem Haarwuchs und anderen Symptomen führen können. Trotz seiner Häufigkeit wird PCOS oft missverstanden und falsch diagnostiziert, was zu lang anhaltendem Leid und Verwirrung bei zahlreichen Frauen führt.

»Habe vor einigen Jahren bei der Gyn angesprochen, dass ich nur alle 3 Monate meine Periode und nervige Haare im Gesicht habe. Die Antwort war, dass das ja ›nur ein kosmetisches Problem‹ sei. Macht mich einfach sauer, dass das so wenig erforscht ist, bzw. nur behandelt wird, wenn man schwanger werden will.«

»Mir wurde auf unsensible Art gesagt, dass ich PCOS habe und mir zeitnah Gedanken über einen Kinderwunsch machen sollte. Ich habe mich mit der Diagnose sehr allein und nicht aufgeklärt gefühlt.«

»Ich habe einen Bart und männliche Behaarung an der Brust, die Schmerzen während meiner Tage sind unsagbar und bei den Blutungen benötige ich bis zu 12 Tampons am Tag. Ich habe Zysten, die regelmäßig eskalieren, bis zur maximalen Größe von 14 cm wachsen und operiert werden müssen.«

»Meine Diagnose hat ca. 5 Jahre gedauert. Erkannt wurde das Ganze nur auf mein Drängen. Grundsätzlich wurde einfach immer angenommen, dass ich dick und faul sei und mich doch einfach mehr bewegen solle. Mein letzter Frauenarztbesuch war so traumatisierend für mich, dass ich zu Hause in Tränen ausgebrochen bin. Mir wurden ungefragt Diättipps aufgehalst, ›ich solle mich doch einfach mehr anstrengen‹. Ich habe trotzdem auf mein Drängen einen Überweisungsschein zum Endokrinologen bekommen. Die Diagnose habe ich nun seit ein paar Monaten, und ich bin erleichtert, endlich zu wissen, was mit mir und meinem Körper los ist. Meine Endokrinologin war die erste Ärztin, die mich zu diesem Thema ernst genommen und professionell beraten hat.«

»Bei mir wurde PCOS mit 14/15 diagnostiziert. Die Follikel/Bläschen auf meinen Eierstöcken wuchsen fröhlich und hinzu kam extreme Körperbehaarung, Gewichtszunahme und schlechte Gesichtshaut. Ich bekam ohne viel Umschweife die Pille verschrieben. Die Follikel/Bläschen verschwanden und mein Zyklus regulierte sich. Der dickere Bauch und die extreme Körperbehaarung blieben allerdings und das gab mir immer das Gefühl, als Frau nicht richtig zu funktionieren und irgendwie kaputt und fehlerhaft zu sein. Heute habe ich mich mit dieser Krankheit arrangiert – mein Gewicht habe ich im Griff und der dickere Bauch ist eben ein Teil von mir und gegen die lästigen Haare gibt es den Rasierer.«

»›Frau S. Sie haben PCOS, damit ist alles sonnenklar und den Kinderwunsch können Sie sich erst mal abschminken‹, so der O-Ton meines Gynäkologen. Aufgrund der Insulinresistenz wurde ich auf Metformin eingestellt. Mein Zyklus hat sich jetzt mithilfe von

Östrogen richtig gut stabilisiert und ich bin alles in allem nach 3 Jahren zufrieden. Es hat lang gedauert und es hat mich viele Tränen gekostet. Aber ich gebe die Hoffnung nicht auf, irgendwann meine eigene kleine Familie haben zu können.«

»Ich habe mit 19 die Diagnose PCOS bekommen. Habe schon seit ich denken kann einen Kinderwunsch. PCOS und die Möglichkeit, dass es nicht klappen könnte, hat ihn noch größer und drängender werden lassen, sodass ich sogar auf meine Schwester neidisch war und mich nicht so richtig freuen konnte, als sie schwanger wurde – und dabei hatte ich zu dem Zeitpunkt noch gar nicht versucht, schwanger zu werden! Fakt ist, jetzt bin ich 33 und habe zwei Kinder geboren, die jeweils im ersten Zyklus ohne Verhütung entstanden sind! Hätte mir das jemand vor zehn Jahren gesagt, ich hätte wahrscheinlich prustend losgelacht oder wäre in Tränen ausgebrochen.«

ENDOMETRIOSE

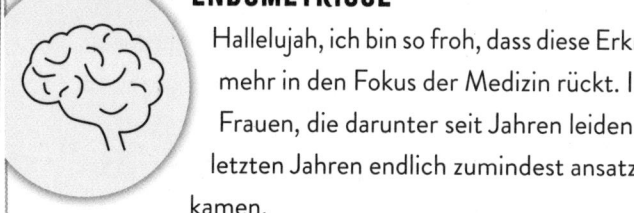

Hallelujah, ich bin so froh, dass diese Erkrankung endlich mehr in den Fokus der Medizin rückt. Ich kenne einige Frauen, die darunter seit Jahren leiden und erst in den letzten Jahren endlich zumindest ansatzweise Hilfe bekamen.

Endometriose ist eine Erkrankung, bei der Gewebe, das normalerweise die Gebärmutter auskleidet, außerhalb der Gebärmutter wächst, typischerweise im Beckenbereich. Zu den häufigsten Symptomen zählen starke Menstruationsbeschwerden, Schmerzen beim Geschlechtsverkehr, Schmerzen im unteren Rückenbereich und im Beckenbereich, Blutungen außerhalb der Menstruation sowie Unfruchtbarkeit. Endometriose kann zu Komplikationen wie Unfruchtbarkeit, Eierstockzysten und Adhäsionen (Verklebungen) im Beckenbereich führen.

Eine definitive Diagnose kann nur durch eine laparoskopische Operation gestellt werden, bei der eine Gewebeprobe entnommen wird. Andere diagnostische Methoden sind Ultraschall, MRT und CT-Scans. Es gibt verschiedene Behandlungsmöglichkeiten, darunter Schmerzmedikamente, hormonelle Therapien und Operationen. Eine vollständige Heilung ist noch nicht möglich, aber die Symptome können kontrolliert werden.

»Ich finde es wichtig zu erwähnen, dass Frauen beim Gyn leider noch immer hängengelassen werden, wenn es um die Symptome der Endometriose geht. Es gipfelte in einem Gespräch mit einer Ärztin, die sagte, ich solle lieber zum Psychologen gehen, denn aus meinem ständigen Klagen schließe sie, dass ich ein Problem habe, meine Weiblichkeit anzunehmen, was letztlich zu den Problemen und Schmerzen führe. Ich sei also selbst schuld an meinen Schmerzen und solle mich nicht so anstellen oder halt eine Therapie machen. Ein paar Jahre später, bei einer Routineuntersuchung bei einer anderen Ärztin, erhielt ich eine Überweisung ins Krankenhaus. Ich hatte Zysten und die drohten bereits zu platzen. Nach der OP, die umgehend erledigt werden musste, erhielt ich die Diagnose Endometriose und fand nach Jaaaaahren endlich einen Arzt, der mich ernst nahm.«

»Vor meiner Diagnose wurde ich jahrelang teilweise ausgelacht, wenn ich Gynäkologen oder Gynäkologinnen gefragt habe, ob ich Endometriose haben könnte. Ich hatte Schmerzen wie bei einer Geburt. 2015 wurden tennisballgroße Zysten wegoperiert, aber es wurde nicht besser. Erst eine Pille, die ich ohne Abbruchblutung durchgehend nehme, hat mir geholfen. Ach ja: Ich wollte im KH gleich eine Unterbindung machen lassen, wenn wir ohnehin schon mal den Bauch öffnen. Ich war über 30 und es war völlig klar, dass ich niemals Kinder bekommen will. Das katholische KH hat es nicht gemacht. Aus Gründen der Moral. Was für ein Clownsverein.«

»Ich habe 15 Jahre keine Diagnose bekommen. Schlimmster Punkt war ein Frauenarzt, den ich aktiv nach Endo gefragt hab. Der hat 'nen Ultraschall gemacht, gesagt, da wäre nix und meinte dann, ich solle wiederkommen, wenn ich keine Kinder kriegen könne. Zwei Jahre später bin ich doch noch mal zu einem anderen Frauenarzt. Der hat mich sofort an eine Endoklinik überwiesen und der Arzt dort hatte mich in 15 Minuten diagnostiziert. Zuvor war ich bei gut zehn verschiedenem Haus- und Frauenärzten.«

»Die Diagnose war für mich eine wahre Erleichterung, denn ich wusste, irgendetwas stimmt nicht mit mir. Meinen letzten Schub hatte ich auf einer Geschäftsreise. Bis zum Kaltschweißausbruch saß ich im Meeting und habe versucht, mich zusammenzureißen. Als mir schlecht wurde, bin ich auf mein Zimmer gerannt, habe mich übergeben und eine Panikattacke bekommen.«

LIPÖDEM

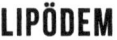

Über diese Erkrankung habe ich zum ersten Mal auf Instagram erfahren, weil eine alte Blogger-Kollegin daran erkrankt war und es öffentlich gemacht hat.

Frauen mit diesem Krankheitsbild leiden oft extrem unter Bodyshaming. Ein Lipödem ist eine Störung der Fettverteilung, bei der es zu einer unkontrollierten Fettvermehrung vor allem an Beinen, Hüfte, Po und in einigen Fällen auch an den Armen kommt. Die betroffenen Bereiche können schmerzen oder auch empfindlich auf Berührung oder Druck reagieren. Erkrankt sind in Deutschland rund 3,8 Millionen Menschen, fast ausschließlich Frauen. Die Dunkelziffer wird hier hoch sein, da viele Betroffene nichts von ihrer Erkrankung wissen und glauben, das Fett käme durch falsche Ernährung oder zu wenig Sport. Tatsächlich erkennen auch Ärzte und Ärztinnen die Erkrankung nicht immer und verwechseln sie beispielsweise mit Adipositas. Aber auch hier verstärkte sich zum Glück in den vergangenen Jahren das Bewusstsein in Medizin und Gesellschaft, sodass hoffentlich mehr Menschen in Zukunft schneller Hilfe finden.

Die Fettverteilung im Körper ist teilweise so gravierend, dass Frauen Oberteile in XS tragen, aber Hosen in XXL. Das stört nicht nur das eigene Körperempfinden, sondern kann auch zu einer Reihe von Komplikationen führen, wie zum Beispiel zu Hautinfektionen, Venenthrombosen und Lymphödemen. Behandelt werden Betroffene mit konservativen Maßnahmen wie Kompressionskleidung, manueller Lymphdrainage oder auch Bewegungs- und Entspannungsübungen. In schweren Fällen kann eine Liposuktion (Fettabsaugung) eine Option sein. Wenn ihr bei euch ein Lipödem vermutet, dann sucht am besten eine Praxis für Phlebologie und Lymphologie auf.

»Ein Lipödem an den Beinen wurde in meinen Vierzigern diagnostiziert. Habe 2017 wegen Endometriose mit der Pille begonnen. Ab da wurden meine Arme jeden Tag dicker. Die österreichische Krankenkasse hat zwei Operationen an den Beinen und eine an den Armen bezahlt. Ich war so glücklich. Allerdings waren die Schmerzen und Schwellungen post OP der Hammer und ich wurde überhaupt nicht drauf vorbereitet, wie arg das wird. Drei Monate Kompression 24/7 nach allen drei OPs. Heilung insgesamt je ca. 1 Jahr. Niemand hat mir gesagt, dass das Fett sich einen Weg suchen und an anderer Stelle wiederkommen wird. Und da sind wir jetzt: richtig dicker Bauch, Hüften, Gesicht. Fazit: Gegen Biologie kannst du nicht gewinnen.«

»Meine Diagnose kam endlich, als ich 31 Jahre alt war. Also vor 7 Jahren. Anfangs war ich erleichtert, dass ich doch nicht nur alles angefuttert hatte. Aber ich konnte mich dann doch nicht damit abfinden, meine Schmerzen wurden immer schlimmer und auch der seelische Druck. Der erste Gedanke beim Aufstehen war Lipödem, der letzte Gedanke beim Einschlafen war Lipödem. Das konnte ich mental nicht mehr verkraften und habe mich dann für die OP entschieden. Meine Eltern haben es mir ermöglicht und ich bin ihnen so dankbar. Keine Schmerzen mehr (bis auf den Popo, da wurde nicht gesaugt), nur im Sommer noch Wassereinlagerungen, aber damit kann ich leben. Sich endlich an den Armen kratzen zu können, ohne dass man das Gefühl hat, jemand sticht einem ein Messer in den Arm. Auch das Wärme-Kälte-Gefühl hat sich verändert. Ich gehe nach wie vor regelmäßig zur Lymphdrainage (1× in der Woche), weil es mir mit den Wassereinlagerungen hilft, aber die Kompressionsstrumpfhose trage ich nicht mehr. Ich bin so froh, dass ich damals diesen Schritt mit den OPs gehen konnte.«

»Ich bin leider vom Lipödem im 3. Stadium betroffen. Ich wusste nicht, dass die Pille hormonell ein Nährboden für meine Krankheit ist. Meine Krankheit musste ich mir selbst diagnostizieren, bevor ich zum Spezialisten bin, weil mir kein einziger Hausarzt jemals etwas gesagt hat. Ohne OP werde ich nie normal aussehen können, egal was ich an Diäten mache. Die OP wird natürlich nicht von der Krankenkasse übernommen und ich habe weder das Geld noch die Kraft, es mir einzuklagen. Stetig höre ich gute Tipps à la: einfach ein bisschen mehr bewegen und weniger essen! Ach so, ja endlich sagt mir jemand, wie abnehmen funktioniert … Eine ehemalige Kollegin hat mal gesagt, ich wäre mit meinem Aussehen unzumutbar für Kundenkontakt. Das ist nur ein Beispiel. Häufig sprechen mich Menschen auf der Straße an und erklären mir, dass ich ja sehr hübsch wäre mit weniger Kilos oder dass ich, obwohl ich dick bin, ein hübsches Gesicht habe. Eine Unverschämtheit, die jedes Mal wehtut. Früher bin ich nach Hause zum Heulen gegangen, heute weise ich die Leute darauf hin, dass sie übergriffig sind.«

MIGRÄNE

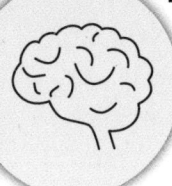

Migräne ist eine anfallsartige Kopfschmerzattacke, die in unregelmäßigen Abständen wiederkehrt. Manche Menschen haben nur ein- oder zweimal im Jahr eine Migräne, andere leiden mehrmals im Monat oder sogar wöchentlich darunter. Der Kopfschmerz ist pulsierend, pochend oder stechend. Er tritt häufig einseitig an einer Kopfhälfte auf, kann sich jedoch auf die andere Kopfseite ausdehnen. Die Migräneanfälle dauern wenige Stunden bis hin zu drei Tagen.

Eine Sonderform der Migräne ist die sogenannte klassische Migräne oder auch Migräne mit Aura. Hier kommt es bei 10 bis 15 Prozent der Betroffenen vor den Kopfschmerzen zu Sehstörungen oder anderen Anzeichen. Diese werden als »Aura« bezeichnet und dauern etwa 15 bis 30 Minuten an, bis die Kopfschmerzattacke ausbricht.

Migräne ist eine der häufigsten neurologischen Erkrankungen. Betroffene leiden häufig unter Licht- und Lärmempfindlichkeit, Übelkeit, Erbrechen und Sehstörungen. Sie kann zu verschiedenen Komplikationen führen, wie chronischen Kopfschmerzen, Depressionen oder Angstzuständen.

»Ich leide, seitdem ich 12 bin, unter Migräne. Für mich war es ziemlich schwierig, als Jugendliche damit klarzukommen, und das Allerschwerste war, dass die Ärzte teils auch nicht mal sicher wussten, was ich hatte.«

»Meine Migräne wird von einer sehr nervigen Aura begleitet. Es läuft ab wie in einem Film. Erst mal der Tunnelblick, dicht gefolgt von extremem Kopfschmerz, der wie wild in meinem Kopf wandert und sich dann festsetzt wie eine Zecke. Der Schmerz fühlt sich

an, als würde jemand meinen Kopf in eine Schraub-
zwinge einspannen und immer weiterdrehen. Dann folgt
die Taubheit in Fingern und Lippe. Die Übelkeit, die
oft zum Erbrechen führt. Dazu die Lichtempfindlich-
keit — du siehst das Licht noch heller als sonst. Du
hörst alles lauter und riechst so intensiv.«

»Tabletten? Sobald die Migräne ausgebrochen ist, ver-
giss es, zu spät. Eingeschlossen in einem dunklen
ruhigen Raum wälzt du dich qualvoll in den Schlaf.
Am nächsten Tag stehst du auf und denkst, du hättest
am Tag vorher gesoffen. Der Kopfschmerz immer noch
an derselben Stelle, er sitzt so tief.«

GAME OVER – DIE WECHSELJAHRE

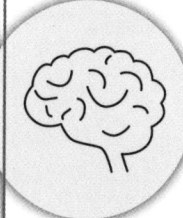

So, ich gebe es jetzt einfach mal zu: Dieses Thema überfordert mich. Im Rahmen der Recherche habe ich Bücher gewälzt, Studien gelesen (scary!), Podcasts gehört, Umfragen gestartet. Mit dem Fazit, dass ich mich zugleich überinformiert fühle als auch mit dem Gefühl dastehe, als wäre das Thema noch immer nicht ausreichend erforscht.

Da widersprechen sich Studien, einige wurden gar vorzeitig abgebrochen. Die größte und bekannteste von ihnen war mit Sicherheit die WHI, die Women's Health Initiative, die eigentlich von 1995 bis 2005 geplant gewesen war, aber schon 2002 abgebrochen wurde, nachdem die Zwischenauswertungen bedenkliche Ergebnisse vorgebracht hatten, was den Zusammenhang von Hormoneinnahme und dem Anstieg von Brustkrebserkrankungen, Schlaganfällen, Herzinfarkten, Thrombosen und Embolien anging. Bis dahin galt die Hormontherapie als das Nonplusultra für Frauen in den Wechseljahren. Was der Körper nicht mehr ausreichend selbst produzierte, sollte supplementiert werden. Klingt ja auch erst mal ganz logisch. Aber bevor ich hier fortfahre, sollten wir vielleicht zunächst kurz über die Wechseljahre und ihren Ablauf sprechen:

Die Wechseljahre werden medizinisch als Klimakterium bezeichnet. Man versteht darunter die Übergangsphase im Leben der Frau, in der die Eierstöcke ihre Funktion einstellen und wir unsere Fruchtbarkeit verlieren. Die Hormone Östrogen und Progesteron nehmen ab und können damit Beschwerden wie Hitzewallungen,

Schweißausbrüche, Stimmungsschwankungen, Gewichtszunahme und viele, viele mehr auslösen. Genau genommen sind es so viele, dass man irgendein random Symptom googeln und es unter Wechseljahresbeschwerden finden kann, yay.

Wann die Wechseljahre beginnen, ist tatsächlich sehr individuell, im Durchschnitt starten sie mit Anfang bis Mitte 40, was aber keine Richtlinie ist. Auch die Dauer ist unterschiedlich lang. Insgesamt umfassen die Wechseljahre mehrere Jahre, schätzungsweise zwischen 10 und 20 (!) Jahren, wobei gerade der Anfang oft unbemerkt abläuft.

DIE VIER PHASEN

Die Wechseljahre sind übrigens nicht mit der Menopause gleichzusetzen. Oftmals werden die beiden Begriffe als Synonym verwendet, dabei bezeichnet die Menopause die letzte Monatsblutung und ist ein Teil der Wechseljahre, die den gesamten Zeitraum der Umstellung umfasst. Sie werden in vier unterschiedliche Phasen eingeteilt.

DIE PRÄMENOPAUSE

In diesem Zeitraum kommt es zu ersten Veränderungen im Zyklus. Die Periode kann kürzer ausfallen, der Zyklus wird unregelmäßig. Einige Frauen bemerken auch eine stärkere Blutung. Bei den meisten Frauen läuft diese Phase aber sonst ohne wesentliche Beschwerden ab, nicht selten findet der Prozess auch ganz unbemerkt statt.

DIE PERIMENOPAUSE

Diese Phase bezeichnet den Zeitraum um die letzte Menstruation herum, kurz vor und nach der Menopause. Jetzt stellen die Eierstöcke ihre reproduktive Funktion ein, der Zyklus wird immer unregelmäßiger, bis er schließlich ganz aufhört. Die ersten Wechseljahresbeschwerden können auftreten.

DIE MENOPAUSE

Als Menopause wird die letzte Regelblutung bezeichnet und kann nur im Rückblick ermittelt werden. Sie tritt durchschnittlich um das 52. Lebensjahr herum auf – der Zeitpunkt kann jedoch variieren. Die Menopause ist eingetreten, wenn auf die letzte Menstruation mindestens ein Jahr lang keine Blutung mehr folgt.

DIE POSTMENOPAUSE

Liegt die letzte Menstruation mindestens zwölf Monate zurück, beginnt die letzte Phase, die Postmenopause. Die Hormonspiegel im Blut erreichen ihren Tiefpunkt und die Beschwerden können sich noch einmal verstärken oder sich verändern.

Nicht nur Beginn und Länge der Wechseljahre können von Frau zu Frau stark variieren, auch die Menge und Stärke der Symptome sind sehr unterschiedlich. Man spricht hier von der sogenannten Drittel-Faustregel, die besagt, dass etwa ein Drittel der Frauen schwere Symptome hat, ein Drittel leichte bis mittlere und ein Drittel gar keine Beschwerden spürt. Okay, die Chancen stehen also eins zu drei ... fingers crossed!

Noch zu erwähnen sind die vorzeitigen Wechseljahre (Klimakterium Praecox), die vor dem 40. Lebensjahr beginnen. Bei den betroffenen Frauen setzt die Menopause dann auch früher ein. Schätzungsweise ist eine von 1000 Frauen davon betroffen, die Ursachen dafür können sehr vielfältig sein und werden auch nicht immer gefunden. Als Risikofaktoren gelten beispielsweise Krebserkrankungen und die damit einhergehenden Behandlungen wie Operationen, Chemotherapie und Bestrahlungen, vornehmlich im Bereich der Eierstöcke, bestimmte Autoimmun- und Stoffwechselerkrankungen, Diabetes oder eine Schilddrüsenunterfunktion. Auch Erbkrankheiten können eine Rolle spielen, sind aber äußerst selten.

Vorzeitige Wechseljahre unterscheiden sich praktisch nicht von den regulären in Dauer oder Beschwerden, sie beginnen lediglich früher, wie der Name schon sagt.

Okay, so weit alles noch keine Überraschung für uns, oder?

Aber kommen wir zurück zu den anfangs erwähnten Studien. Nachdem die WHI-Studie 2002 vorzeitig abgebrochen wurde, fand ein radikaler Wandel im Umgang und mit der Behandlung der Wechseljahre statt. Vor der Studie war die Hormontherapie the way to go, sie versprach, dass frau mit dem Verlust ihrer Fruchtbarkeit nicht automatisch ihren Status als begehrenswerte Frau verlieren sollte. Stimmungsschwankungen, Gewichtszunahme, Schwitzen, Scheidentrockenheit oder nachlassende Libido? Kein Thema, mit Hormonen blieb die Frau vital, lebensfroh und lustvoll. Hormone als Jungbrunnen, was sollte dagegensprechen?

Well, die Ergebnisse der WHI-Studie womöglich, waren die Ergebnisse doch erschreckend. Und auch wenn viele Frauenärzte, teilweise bis heute, an der Methode festhielten, nicht zuletzt, weil man damit sehr viel Geld verdiente, Frauen in den Wechseljahren ließen sich die Hormontherapie immer weniger verschreiben.

So weit, so gut, also keine Hormone nehmen? Was dann?

Die Ergebnisse sind ernüchternd. Denn auch wenn die Wechseljahre keine Krankheit sind, können die Beschwerden zum Teil massiv sein und die Lebensqualität von uns Frauen stark einschränken. Aber seit dem Abbruch der Studie im Jahr 2002 stehen Frauen vor einem Dilemma. Denn keine alternative Behandlung kann in Studien überzeugen. Pflanzliche Mittel wie zum Beispiel Soja, Rotklee oder Nachtkerze zeigen kaum Wirkung. Und Entspannungsmethoden, Massagen oder Meditation sowie eine Ernährungsumstellung haben höchstens lindernde Effekte.

Wen wundert es da, dass etwa seit 2012 die »bioidentische Hormonersatztherapie« groß im Kommen ist? Bekannte Vorreiterinnen wie Dr. Sheila de Liz mit ihrem Bestseller »Women on fire« erläutern jetzt die Benefits; es gibt Stimmen, die erklären, warum die WHI-Studie nicht korrekt gelaufen ist oder sich zumindest nicht auf Deutschland übertragen lässt.

Okay, denke ich und fühle mich nach der Lektüre der Pro-Hormontherapie-Bücher und Gegenstudien abgeholt und überzeugt. Bis ich lese, dass Östradiol immer bioidentisch ist und war.

Ja, was denn nu?

Höre ich mich in meinem Umfeld um oder frage euch, spalten sich die Meinungen in zwei Lager: in die »Jippieh, Hormone sind the shit!«- und »Hormone sind Satan«-Fraktionen. Ich bin maximal verwirrt. Nehme ich jetzt Hormone und bin alle potenziellen Beschwerden los, aber riskiere, an Brustkrebs zu erkranken, oder stelle ich mir meinen Pflanzencocktail zusammen, setzte auf den Placebo-Effekt und meditiere die Beschwerden weg?

Martina Dören, Professorin für Frauengesundheit in Berlin, sagt dazu ganz pragmatisch: »Eine Zauberkugel gegen Beschwerden in den Wechseljahren gibt es nicht. Bahnbrechende Methoden sind noch nicht gefunden worden.«

»Und warum bitte nicht?«, schreit es in mir. Es ist ja nicht so, dass man nicht genug Zeit gehabt hätte. Also wenn das mal nicht ein Riesenmarkt ist, dann weiß ich auch nicht ...

Ihr habt es möglicherweise schon erraten, ich beschäftige mich hier mit einem Thema, welches bis jetzt nicht meines ist. Mit 49 Jahren bin ich noch nicht spürbar in den Wechseljahren. Womöglich befinde ich mich in der Prämenopause, in den letzten Monaten beginnt mein bis dahin vorbildlicher 28-Tage-Zyklus rumzuspinnen und sich auf 35 Tage auszudehnen. Einmal blieb die Periode komplett aus, um mich dann völlig unerwartet sieben Wochen nach der letzten zu überraschen. Angesichts der Blutmengen, die mein Uterus produziert, eine wenig freudige und sehr messy Angelegenheit, wie ihr euch vorstellen könnt. Dafür glaube ich schon Symptome zu spüren. Haarausfall, das müssen die Wechseljahre sein! Stimmungsschwankungen? Hab ich! Schlafstörungen? Müdigkeit? Ein Dauerphänomen. Gewichtszunahme? Ganz klar, Wechseljahre.

Genauso gut kann es aber sein, dass der Haarausfall, der seit meinen Operationen vor vier Jahren aufgetreten ist, nicht unbedingt hormonelle Ursachen hat. Stimmungsschwankungen, für die finde ich auch sehr schlüssige Erklärungen in meinem jeweiligen Umfeld. Schlafstörungen? Bei den vielen Sorgen, die mich gerade umtreiben, und einem Biorhythmus, der spätestens nach meiner achten Buchschreib-Nachtschicht kapituliert hat, kein Hexenwerk. Und dass ich dann dauermüde bin ... welch Wunder. Gewichtszunahme ist für mich als Jo-Jo-Mädchen nun wirklich nichts Neues, erst recht, wenn man bedenkt, dass ich seit Wochen fast ausschließlich meine Zeit mit Tippen, Kaffeetrinken und Zuckerkonsumieren verbringe.

Mit anderen Worten: Keine Ahnung, ob ich schon in die Wechseljahre eingetreten bin. Lange kann es aber nicht mehr dauern. Und ich sehe dieser Zeit mit großer Sorge entgegen. Erst war Unwissen mein Feind, die Wechseljahre als große Unbekannte, mysteriös und beängstigend. Eines der großen Tabuthemen unserer Zeit, viel zu wenig wissen wir darüber, noch weniger wird darüber gesprochen oder sich ausgetauscht.

So sehr ich theoretisch die Tatsache feiere, bald von der leidigen Plage Menstruation und ihren schmerzhaften bis demütigenden Begleiterscheinungen befreit zu sein, so sehr beunruhigt mich die Möglichkeit des Libidoverlusts und der Scheidentrockenheit. Vielleicht können da einige von euch nur belustigt die Augenbraue heben, aber ich liebe Sex und die Art, wie ich ihn jetzt auslebe. Und wie nass ich werde dabei, die Freude, die es mir und meinem Liebsten schenkt.

Nach Jahren der sexuellen Unlust stehe ich endlich wieder »voll im Saft« (pun so was von intended), und das soll ich in den nächsten Jahren wieder aufgeben? Zumindest als Kopfkino ist das keine schöne Voraussicht für mich.

Von meiner Fruchtbarkeit und damit der Mutterschaft musste ich mich schon vor ein paar Jahren verabschieden, dank drei Myomen in meiner Gebärmutter. Von dem Prozess habe ich euch schon erzählt, es war kein leichter. Aber das Frausein, meine Lust? Wie unfair ist das denn bitte?!

Seht mir nach, wenn ich mich jetzt so über ungelegte Eier echauffiere, Sorgen sind in der Vorausschau oft dramatischer und die Realität dann nur halb so schlimm, aber das kann ich jetzt halt einfach noch nicht beurteilen.

Und nun, nach all der Recherche, vielen Gesprächen darüber und euren Erfahrungsberichten habe ich das Gefühl, fast schon zu viel zu wissen und zur »eingebildeten Kranken« zu mutieren, verängstigt ob der unzähligen möglichen Symptome und verwirrt, welcher Weg dadurch der richtige sein mag. Ich weiß es nicht und beschließe, es mit der Maxime zu halten, die ich mir als klassische Overthinkerin immer wieder mantramäßig vorbete: »Worrying means you suffer twice.«

Ich lass es ganz entspannt auf mich zukommen.

Da ich in diesem Kapitel nicht aus eigener Erfahrung schreiben kann, lasse ich euch hier mehr zu Wort kommen. Eure Erfahrungen haben mich sehr berührt, teils beruhigt, oft erschreckt, aber vor allem darin bestärkt, wie wichtig auch hier der Austausch ist.

»Die Wechseljahre an sich waren bei mir nicht so schlimm, aber es fängt ja damit an, dass man ab einem gewissen Alter als Frau eigentlich nicht mehr existiert, nicht mehr gesehen wird. Das finde ich wirklich schwierig. Auch dass man die Wechseljahre einfach nicht ernst nimmt. Das Mentale hält bei mir immer noch an, obwohl ich schon zehn Jahre dabei bin (bin jetzt 57).«

»Ich bin bestimmt keine Fachfrau, habe mich aber mittlerweile sechs Jahre durch die Wechseljahre gequält. Vom Gefühl her bin ich jetzt in der ›finalen‹ Phase [...]. Ich hatte mich darauf gefreut, keine Tage mehr zu bekommen, weil ich schon seit der Pubertät starke Krämpfe während der Periode hatte. Ich bin 56 und hatte nie Probleme damit, mich nicht mehr als vollwertige Frau zu fühlen, wenn keine Blutung mehr kommt, im Gegenteil! Natürlich hatte ich auch Scheiß-phasen und alles, was es so gibt an negativen Begleiterscheinungen. Die Klassiker Hitzewallungen, extreme Müdigkeit nachmittags, depressive Phasen, starke Gelenkschmerzen, Gewichtszunahme usw. Ich habe es kategorisch abgelehnt, Hormone zu nehmen, das ging aber zum Glück mit der Einstellung meiner Gynäkologin konform. Das Gute ist – und dieser Zustand hat sich im Laufe der Jahre entwickelt –, ich war noch nie selbstbewusster und gelassener als jetzt. Ich sage frei heraus, was ich denke, bin ehrlich und unverblümt. Und das auch noch ohne schlechtes Gewissen!«

»Ich befinde mich seit meiner Krebserkrankung seit meinem 32. Lebensjahr in der Menopause und habe vor allem mit Schlafproblemen und Hitzewallungen zu kämpfen. Außerdem merke ich, wie der Hormonentzug meine Stimmung und meine Reaktion auf Stress

beeinflusst. Seit ca. einem Jahr muss ich auch fest-
stellen, dass meine Haut und mein Körper einen richti-
gen Altersschub erfahren haben. Gesellschaftlich ist es
für mich schwierig, weil ich regelmäßig Sport treibe
und mich gut ernähre und trotzdem meinen Freundinnen
hinterherhinke. Mein Umfeld weiß nicht, dass mein
Körper jetzt schon mit den Wechseljahren zu kämpfen
hat. Es ist so unangenehm, mit 36 Jahren nach dem
Sitzen zu gehen wie eine alte Frau oder dass einem
der Schweiß nicht nur im Gesicht, sondern am ganzen
Körper herunterläuft. Seine Tage nicht mehr zu haben, wirkt erst mal gedanklich ganz nett, finden diese
Prozesse aber gar nicht mehr statt, verliert diese Idee
irgendwie an Glanz.«

»Ich bin 52 und seit letztem Weihnachten habe ich
keine Periode mehr — bin also mittendrin in der Umstellung. Wusste viel zu wenig, irgendwie redet keine
Frau darüber. Ich wusste zum Beispiel nicht, dass
Schlafstörungen superhäufig sind. Die sind jetzt wieder
weg, sexuell habe ich viel mehr Lust … und mutiger
bin ich auch! Don't mess with a woman in the Wechseljahre … ;) Körperlich habe ich das letzte halbe Jahr,
bevor ich aufhörte, meine Tage zu bekommen, so stark
geblutet, dass ich mir Sorgen machte. Meine Ärztin
sagte mir aber, das sei normal. Das wusste ich vorher
auch nicht. Das Tolle ist jetzt: Ich sehe ohne diese
rosa Hormonbrille viel klarer. Vorher war mir wichtig,
dass Männer auf mich reagieren, und es tat ein bisschen weh, als das so mit 50 weniger wurde. Jetzt will
ich nur noch einem gefallen, der Rest ist mir wirklich

egal. Das führt auch dazu, dass ich modemäßig viel mutiger werde. Ich finde, das Wort Wechseljahre hat einen abwertenden Stempel für uns Ladys on fire bekommen. Ich hole mir das Wort gerade zurück, ich rede viel und offen mit meinen Freundinnen darüber und erfahre so, dass es sehr schön sein kann, wenn auch mal positiv darüber gesprochen wird. Und es gibt viel Positives, hätte ich vorher auch nie gedacht. Ach ja, Vergesslichkeit ist scheinbar auch ein weitverbreitetes Menopause-Thema, bei mir auch – hatte ich noch vergessen, zu erwähnen ... ;)«

»Wechseljahre? Ein sehr großes Thema für mich. Ich bin 52 und wenn ich Glück habe, dann hat sich das mit meiner Periode erledigt. Oktober 22 war die letzte. Aber auch nur das hat sich dann erledigt. Ich bin seit meinem 45. Lebensjahr in den Wechseljahren und hatte mich irgendwie darauf gefreut. Endlich rum mit dem Mist, dachte ich. Leider gehe ich seit drei Jahren durch die Hölle. Wechseljahre sind nichts für Feiglinge! Hitzewallungen, Schweißausbrüche, Schlafstörungen, Brain Fog, trockene Haut, Hautjucken (bevorzugt am Kopf), Konzentrationsprobleme, Wortfindungsstörungen, Migräne (mit 45), Launenhaftigkeit, Heulflashs, depressive Verstimmungen ... und das Schlimmste überhaupt: Libidoverlust! Ich fühle leider gar nichts mehr. Keine Empfindung ... einfach nichts! Seit zwei Jahren haben mein Mann und ich keinen Sex mehr. Mir fehlt die Nähe sehr. Früher lag ich immer noch abends im Arm meines Mannes, das mache ich schon lange nicht mehr. Ich will ihn einfach nicht mehr abweisen müssen. Wenn mein Mann fremdgehen würde, ich würde es ihm nicht verübeln. Unsere Ehe wäre fast an den Wechseljahren zerbrochen. Mein Mann hat mich nicht mehr wiedererkannt, ich mich auch nicht. Ich fühlte mich unverstanden, ungeliebt, allein gelassen … Irgendwann ging es einfach nicht mehr, ich spürte keinerlei Positivität oder Lebensfreude. Also entschied ich mich für eine bioidentische Hormonersatztherapie. Leider entwickelte ich starke Nebenwirkungen, vergleichbar mit den Symptomen eines Schlaganfalls. Ich musste die Hormone sofort absetzen. Durch das schnelle Absetzen war mein Körper dann so durcheinander, dass ich Depressionen entwickelte. Ich habe nur noch geweint, wollte nicht mehr aufstehen, nicht zur Arbeit. Selbst Zähneputzen war ein Kraftakt. In dieser Zeit hat dann auch mein Mann begriffen, dass das alles kein Spaziergang ist. Er ist ein wahnsinnig fürsorglicher und hilfsbereiter Partner, aber nur wenn er ›sieht‹, dass ich krank bin. Meine Symptome waren für ihn aber lange nicht greifbar, damit konnte er nicht umgehen. Das muss man als Betroffene aber auch erst mal verstehen. Auf der Arbeit habe ich das übrigens ganz offen kommuniziert. Ich arbeite im medizinischen Bereich, bin stark eingebunden und konnte einige Zusatzaufgaben einfach nicht mehr erfüllen. Eine Arbeit, die ich seit Jahren ohne mit der Wimper zu zucken bewältigt habe, war nicht mehr möglich. Genauso habe ich es meiner Chefin gesagt. Sie selbst ist erst 35 und hat jetzt schon Bammel vor den Wechseljahren. Mein Fazit: Redet drüber! Seid laut! Schämt euch nicht für das, was mit und in eurem Körper passiert. Recherchiert selbst. Verlasst euch nicht nur auf eure Frauenärztin. Die Menopause ist leider immer noch ein Thema, das viel zu wenig Beachtung findet!«

»Ich bin gerade mitten in den Wechseljahren. Seit Jahren habe ich Symptome wie Herzrasen, Schwindel, starke Blutzuckerschwankungen, Übelkeit und einfach eine schwindende Belastbarkeit im Alltag. Ich bin selbstständig und ein One-Woman-Betrieb, was natürlich den Druck erhöht, immer zu funktionieren. Gesellschaftlich gesehen ist es immer noch ein Tabuthema [...] man darf nicht drüber reden, tut man es doch, wird man belächelt und man hat sich zusammenzureißen. Ich würde mir wünschen, dass Frauen im ›Wechsel‹ mehr Verständnis entgegengebracht wird. Man steht als Frau von Anfang an unter Druck. Erst soll man einen Beruf ausüben, dann aber möglichst schnell heiraten und Kinder kriegen. Es ist selbstverständlich, dass man seine Bedürfnisse hintanstellt und sich voll und ganz auf Partner und Kind ausrichtet. Arbeiten darf man ein bisschen, aber nicht so viel, dass Haushalt und Familie darunter leiden. Dann kommen irgendwann die Wechseljahre und man steht mit seinen Symptomen und Gedanken oft allein da [...]. Es sind ja nicht nur die körperlichen Veränderungen, mental macht es ja auch was mit einem. Es müsste mehr für uns Frauen getan werden [...] mehr Empathie, mehr Verständnis, mehr Austausch untereinander. Zeit, um zu sich selbst zu finden.«

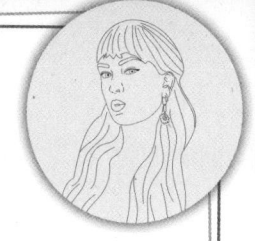

LET'S GO MENTAL! – PSYCHISCHE GESUNDHEIT

Als ich vor gut 15 Jahren meine erste Therapie machte, war ich noch Studentin in Tübingen. Damals habe ich so penibel darauf geachtet, dass mich bloß niemand sieht, wenn ich an der Praxistür klingle. Heute schieße ich Spiegelselfies bei meiner Psychiaterin. Und das ist gut so! Ich begrüße es sehr, dass dieses Thema so viel mehr Akzeptanz in unserer Gesellschaft findet. Aber auch hier sind wir noch nicht da, wo wir sein könnten.

Eine der häufigsten psychischen Erkrankungen ist die Depression, die weltweit etwa 264 Millionen Menschen betrifft. Auch kommen Angststörungen, bipolare Störungen und Schizophrenie oft vor. Psychische Erkrankungen sind keine Schwäche. Sie können jede:n von uns treffen, unabhängig von Geschlecht, Alter oder sozialem Status. Mentale Gesundheit ist ein Thema, das oft stigmatisiert und vermieden wird. Viele Menschen scheuen sich davor, offen darüber zu sprechen, weil sie befürchten, dass sie als schwach oder unzureichend angesehen werden, vor allem im Arbeitskontext wird nicht darüber geredet. Betroffene schämen sich, Hilfe zu suchen, was dazu führen kann, dass die Erkrankung unbehandelt bleibt und sich verschlimmert. Wenn wir uns mental gesund fühlen, können wir uns auf unser tägliches Leben konzentrieren, Beziehungen pflegen und Herausforderungen bewältigen. Wenn wir jedoch unter psychischen Problemen leiden, kann das unser Leben wahnsinnig einschränken und uns Schwierigkeiten bereiten.

Was psychische Erkrankungen betrifft, gibt es einige spannende Geschlechterunterschiede:

Frauen haben tendenziell eher eine psychische Erkrankung als Männer. Einige der häufigsten psychischen Erkrankungen, bei denen Frauen ein höheres Risiko haben, sind Angststörungen, Depressionen und posttraumatische Belastungsstörungen.[3]

Frauen haben tendenziell höhere Stressniveaus als Männer. Gründe hierfür sind Rollenkonflikte, ungleiche Verteilung von Hausarbeit und Kindererziehung sowie Diskriminierung am Arbeitsplatz.

Frauen gehen eher zum Arzt als Männer, sie sind auch eher dazu bereit, professionelle Hilfe für psychische Erkrankungen in Anspruch zu nehmen.[4]

Geschlechterstereotypen können ebenfalls Auswirkungen auf die mentale Gesundheit haben. Männer werden häufig dazu angehalten, ihre Emotionen zu unterdrücken oder zu minimieren. So haben sie oft nicht gelernt, ihre Gefühle auszudrücken oder überhaupt richtig zu erkennen. Frauen hingegen haben tendenziell mehr Freiheit, ihre Emotionen auszudrücken, werden aufgrund dessen aber auch häufig verurteilt.[5]

3 https://www.mdr.de/nachrichten/sachsen/barmer-gesundheit-report-krankheit-medizin-100.html (abgerufen am 5.7.2023)

4 https://www.helios-gesundheit.de/magazin/mentale-gesundheit/news/depression-symptome-mann-frau/ (abgerufen am 5.7.2023)

5 https://www.uni-due.de/imperia/md/content/genderportal/examensarbeit_von_m._halemba.pdf (abgerufen am 5.7.2023)

Die häufigsten diagnostizierten mentalen Krankheiten sind Depressionen und Angststörungen. Ich habe beides, dazu noch Borderline und Symptome von ADHS. Das alles herauszufinden, war ein jahrelanger Weg, den viele von euch kennen werden, die sich ebenfalls mit psychischen Krankheiten herumschlagen. Angefangen hat meine Therapiegeschichte mit Mitte 20 und einem Autounfall, der bei mir eine schwere Panikstörung hervorgerufen hat. Im Grunde ging es aber schon als Teenager los, als ich meinen inneren Schmerz durch Ritzen betäubt habe. Schon damals kannte ich den Begriff Borderline und habe diese Erkrankung auf mich bezogen. Es sollte allerdings noch 16 Jahre dauern, bis ich die Diagnose hatte.

Aber zurück zur Panikstörung. Der Autounfall passierte nachts in der Innenstadt, ich war Beifahrerin und gerade mit dem Radio beschäftigt, als ein alkoholisierter Linksabbieger uns übersah und frontal in uns hineinkrachte. Ich erinnere mich genau daran, dass ich das Bewusstsein verlor und im Sekundenbruchteil vorher felsenfest davon überzeugt war: Das war es jetzt. Aus und vorbei. Ganz nüchtern kam dieser Gedanke. Dann war ich weg. Als ich die Augen wieder öffnete, sah ich nur Rauch (heute weiß ich, dass der Rauch durch die Puderbeschichtung am Airbag erzeugt wurde) und bekam panische Angst – ohne Witz, ich dachte kurz: Fuck, sieht so das Jenseits aus?!

Wir sind damals alle mit einem Schreck und einem Schleudertrauma davongekommen, allerdings ist in meiner Seele danach einiges passiert. Angefangen hat es damit, dass ich nicht mehr Beifahrerin sein konnte, ohne ständig zusammenzuzucken oder zu weinen. Nacht für Nacht bin ich in meinen Träumen frontal mit anderen Fahrzeugen zusammengestoßen oder wahlweise mit dem Flugzeug abgestürzt. Das Ganze ging schließlich so weit, dass ich Panik in öffentlichen Verkehrsmitteln bekam oder in den allerschlimmsten Phasen sogar

Angst vorm Wetter hatte. Das klingt total crazy und unrealistisch und ich kann es mir auch gar nicht mehr vorstellen (Thank God!), aber ich hatte panische Angst vorm Himmel, vor Wolken, vor Sonne, egal was. Jetzt muss man bedenken, dass wir in den 2000er-Jahren waren und psychische Erkrankungen noch nicht ansatzweise gesellschaftsfähig waren. Als ich also bei meinem damaligen Freund ganz vorsichtig äußerte, dass ich gern eine Therapie machen würde, sagte der ganz lapidar zu mir: »Da kannst du dich dann auch gleich in die Klapse einweisen lassen.« Das machte es mir nicht unbedingt leichter.

Nach einem furchtbaren Erlebnis mit dem Unipsychologen fand ich eine Therapeutin in Tübingen, die mir wahnsinnig geholfen hat. Das war also die erste Therapie.

Fünf Jahre später, da lebte ich gerade in London, hatte ich meine erste furchtbare Panikattacke in einem Einkaufszentrum. Der Boden unter meinen Füßen begann zu schwanken, mir wurde schwindelig und der einzige Gedanke, den ich hatte, war: Das überlebst du nicht. Paradoxerweise funktionierte mein Körper noch, aber ich war wie gelähmt. Zwei Stunden saß ich starr vor Angst in einem Café. Die Angestellten schenkten mir Kuchen und Kakao und haben sich generell rührend gekümmert. Einen Krankenwagen traute ich mich nicht zu rufen, weil ich kein Geld hatte, um das zu bezahlen. Ich dachte trotz all der Panik, es sei eine Kreislaufattacke, aber ab diesem Zeitpunkt waren Panikattacken ein stetiger Begleiter.

Zurück in Deutschland hatte ich kurze Zeit später einen kompletten Zusammenbruch, der übrigens dazu führte, dass ich heute in Berlin wohne. Meine damalige Chefin bemerkte schon vor mir, dass etwas nicht stimmte. Mir selbst wurde es erst so richtig bewusst, als ich morgens aufwachte und keinen Sinn mehr in meinem Leben sah. Jeden einzelnen Morgen. Zu dieser Zeit hatte sich ein bekannter Fußballer das Leben genommen, Robert Enke. Sein

Selbstmord wurde in den Medien viel besprochen, und ich konnte diesen Menschen einfach komplett verstehen. Mir ging es ähnlich, ich hatte keinen Lebensmut mehr, keinen Lebenswillen, aber nicht, weil mir irgendetwas Schreckliches passiert war, sondern weil mein Gehirn mir das jeden Tag eintrichterte. Paradoxerweise bin ich weiter feiern gegangen, habe zu viel Alkohol getrunken und mit meinen Freunden und Freundinnen in meinen 26. Geburtstag reingefeiert. Nach der Party, verkatert nach dem Aufwachen, bin ich zum Drogeriemarkt um die Ecke, habe mir Rasierklingen gekauft und mir die Arme geritzt. Nicht, um mich umzubringen, sondern um den seelischen Schmerz zu betäuben. Meine beste Freundin zog daraufhin für mich die Reißleine, rief meine Eltern an und setzte mich am nächsten Tag in den Zug nach Berlin. Im Nachhinein das Beste, was mir passieren konnte. Denn in den zehn Jahren danach durfte ich so enorm wachsen – auch weil ich keine andere Chance hatte. Ich konnte mich nur dem Schmerz stellen oder mich komplett aufgeben.

Es folgten Jahre der Therapie: Verhaltenstherapie, Tiefenpsychologie, EMDR-Traumatherapie und dann die erleichternde Diagnose: Borderline. Ein Jahr lang verbrachte ich, zusätzlich zu meinen wöchentlichen Therapiestunden, in einer Borderline-Gruppentherapie, was mir wahnsinnig geholfen hat und mich letztendlich so sehr heilte. Früher sagte man immer: Borderline kann man nicht heilen. Ich sehe das anders und bekomme mittlerweile sogar Zustimmung von Ärzten und Ärztinnen. Früher war meine Gefühlswelt das offene Meer bei einem Orkan. Meterhohe, sich überschlagende Wellen, unruhige Gewässer ohne Ufer in Sicht. Über die Jahre habe ich ein Boot gebaut, und ich habe gelernt, ruhig über das Wasser zu fahren. Das Wetter hat sich auch stark beruhigt, meistens ist es auf meinem Meer schön und sonnig und ich habe verschiedene Häfen, die ich ansteuern kann. Das funktioniert aber nicht von heute auf morgen.

Ich musste meine eigene Gefühlswelt entdecken und erforschen. Ich musste Rückschläge einstecken, verletzt werden, mich selbst und andere verletzen.

Resilienz heißt das Zauberwort bei psychischen Erkrankungen: Es ist die Fähigkeit, Extremsituationen zu überstehen, ohne daran seelischen Schaden zu nehmen. Bei manchen Menschen ist die Resilienz so ausgeprägt, dass sie kaum etwas erschüttern kann, andere wiederum hegen Selbstzweifel, haben Ängste, sind mutlos oder werden depressiv. Vor meinen Therapien war ich alles andere als resilient, heute bezeichne ich mich als sehr resiliente Person.

Sich selbst zu kennen und das eigene Gefühlschaos einordnen zu können, hilft enorm, innere Stärke aufzubauen. Der erste Schritt hin zu mehr Selbstwert und -bewusstsein besteht darin, zuzugeben, dass es irgendwo wehtut. Den Mut zu haben, sich das einzugestehen, was man bislang erfolgreich verdrängt hat. Was danach kommt, kann Jahre dauern, aber es ist ein Prozess, der sich lohnt. Akzeptiere deine Schwächen, lerne ehrlich aus Fehlern und gib diese zu, schätze dich realistisch ein, und akzeptiere all deine Facetten. Das ist vor allem in den Zeiten wichtig, in denen es dir gerade nicht so gut geht.

Wir Frauen sollten auch unseren Zyklus kennen. In der ersten Hälfte sind wir nämlich voller Energie, aber nach dem Eisprung gehts abwärts mit dem Energielevel – und auch mit der Laune. Seit ich meinen Zyklus tracke, bin ich viel gnädiger mit mir selbst, vor allem an Tagen, an denen ich eigentlich aus der Haut fahren möchte. Ein kurzer Blick in die App genügt, ich sehe, ich bekomme in wenigen Tagen meine Periode und dann weiß ich, aha, hello PMS – in spätestens 48 Stunden ist die Welt wieder in Ordnung.

In den letzten 15 Jahren habe ich also enorm an mir gearbeitet. Nie im Leben hätte ich gedacht, dass ich zu dieser zufriedenen, gefestigten Person werde, die ich heute bin. Auch jetzt noch bin ich alle paar Tage so dankbar für diese Reise und kann es oft nicht glauben, dass ich wirklich so bin: ruhig, ausgeglichen, stark. Heute spreche ich darüber, weil ich Betroffenen Mut machen will. Es ist ein oft beschissener und steiniger Weg, aber die Aussicht ist mega.

Ich habe euch auf Instagram darum gebeten, mir zu beschreiben, wie sich eure Depression anfühlt. Für uns alle ist es wahnsinnig individuell, und trotzdem beschreiben wir es ähnlich. Hier habe ich einige Antworten für euch ausgewählt. Für mich sind sie schön und traurig zugleich, poetisch, kreativ und zutiefst erschütternd. Wenn ich sie lese, möchte ich einerseits weinen, andererseits fühle ich mich unfassbar verstanden – und das gibt mir Hoffnung.

»Depression fühlt sich an wie Kleber an mir und so, als würde man durch einen Nebel waten.«

»Depression ist wie ein Körper voller Blei.«

»Ich sehe mich von außen und will mir helfen ... aber ich kann nicht.«

»Die Depression ist wie ein schwarzes Loch in meiner Brust. Es absorbiert alles, jeglichen Lichtblick, sodass ich kaum noch irgendwas außerhalb wahrnehmen kann. Ständig muss ich gegen einen riesigen Widerstand ankämpfen.«

»Es ist, als ob die Gefühle alle in einer Umzugskiste sind, die man nicht ausgepackt hat und die irgendwo auf dem Dachboden verloren gegangen ist. Du könntest hochgehen und nach ihnen suchen. Leider hängt da auch eine Schlinge im Gebälk und da das Leben grau und ohne Freude ist, wärst du verlockt, diese zu nutzen.«

»Für mich fühlen sich meine Depressionen an, als wäre mein ganzes inneres Bunt verschwunden. Das Lebenslustige ist weg und alles liegt in Trümmern.«

»Ich fühle mich oft wertlos. So nach dem Motto: Dich braucht keiner, wenn du weg bist, merkt das keiner.«

»Alles ist kalt. Keine Gefühle. Manchmal legt sich eine Hand auf den Körper und hindert ihn daran, aufzustehen oder sich zu rühren. Manchmal will ich schreien und weglaufen. Manchmal mich einkuscheln und weinen.«

»Depression ist wie eine zähe Dunkelheit, die nach einem greift und einen niederdrückt. Lähmend. Und dazu das Bedürfnis, die eigene Taubheit noch mehr zu betäuben, weil man sie sonst fühlt.«

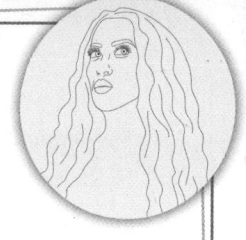

WILL YOU STILL LOVE ME?

Die durchschnittliche Lebenserwartung hat sich in den letzten 120 Jahren in den Industrieländern fast verdoppelt, was hauptsächlich am medizinischen Fortschritt und besseren hygienischen Bedingungen liegt. Laut Statistischem Bundesamt (2020) liegt die Lebenserwartung für Mädchen, die im Jahr 2021 geboren wurden, bei über 83 Jahren und für Jungen bei über 78 Jahren. Mit circa 25 Jahren beginnt »der Verfall«. Dann gilt unser Körper als ausgewachsen. Ab da geht es nur noch abwärts, zumindest was den Alterungsprozess betrifft. Juhu, mein Körper stirbt also mittlerweile schon fast genauso lang, wie er gebraucht hat, um zu seiner vollen Blüte zu gelangen. Dafür gehts eigentlich ...

»Es ist nicht so, dass Altern ein programmierter Prozess ist. Vielmehr ist das Altern ein Nebeneffekt von Vorgängen, die sich in unserem Körper abspielen. Wir gehen also davon aus, dass Altern keine biologische Funktion hat, sondern zwangsläufig entsteht«, sagt Dr. Grönke, Mitarbeiter des Max-Planck-Instituts für Biologie des Alterns in Köln.

Dabei spielen externe Faktoren wie die UV-Strahlung und innere wie freie Radikale oder Umweltgifte eine Rolle. Diese führen zu Verschleiß- beziehungsweise Vergiftungserscheinungen in unserem Körper. Der Alterungsprozess beeinträchtigt Makromoleküle wie Enzyme oder die DNA. Funktionieren diese nicht mehr richtig, wirkt sich das auf die Arbeit der Zellen und der Organe aus. Der

Körper büßt mehr und mehr seine Regenerationsfähigkeit ein, unsere Stammzellen teilen sich zwar noch, aber sie bilden nicht mehr die gleichen Zellen wie in der Jugend. Es ist noch unklar, ob die beobachteten Veränderungen der DNA, die ja bekanntlich die gesamte Erbinformation eines Menschen enthält, Ursache oder Folgen des Alterns sind.

Neben den äußeren Einflüssen und den internen Prozessen spielt allerdings auch der individuelle Lebensstil eine Rolle. Ess- und Trinkgewohnheiten, der Schlafrhythmus, Rauchgewohnheiten sowie beruflicher und privater Stress beeinflussen das individuelle Altern jedes Menschen. Unser Körper »erinnert« sich an alles, und mit zunehmendem Alter zeigt es sich dann in Form von Krankheiten und vorzeitigem Altern.

Aber wie steht es um das Altern der Frau in unserer Gesellschaft? Wir wollen alle älter werden, aber nicht sein. Doch speziell uns Frauen scheint das Altern verübelt zu werden. Warum ist das so?

»Sie sieht gut aus für ihr Alter. Wenn ihr Alter das eines 2700 Jahre alten Vampirs ist, der Babys und kleine Tiere lebendig verspeist.«

Dieser hier von mir frei aus dem Englischen übersetzte Tweet ist nur einer von vielen, den ich am Tag nach den 65. Grammy Awards lese. Und er ist noch nicht mal der gehässigste. Was war passiert?

Beyoncé räumte vier Grammy-Awards ab, die ihre Sammlung auf insgesamt 32 der Trophäen wachsen lassen, Rekord! In der Kategorie Pop-Duo gewann erstmals eine Trans-Künstlerin, die Deutsche Kim Petras, zusammen mit Sam Smith mit dem Song »Unholy«. Und das Protestlied »Baraye« des iranischen Sängers Shervin Hajipour erhielt das renommierte Grammophon in der Sonderkategorie »Lieder für den sozialen Wandel«. Nichts davon ließ jedoch die

Social-Media-Plattformen so explodieren wie die Kommentare über Madonnas »neues Gesicht«.

Die 64-Jährige hielt bei ihrem ersten öffentlichen Auftritt nach längerer Zeit eine starke Rede: »Here's what I've learned after four decades in music – If they call you shocking, scandalous, troublesome, problematic, provocative or dangerous, you're definitely onto something.«

Aber was sie sagte, verblasste hinsichtlich ihres Looks. Affenschaukeln, rasiermesserscharf gezupfte Augenbrauen und ein Gesicht, das unnatürlich prall und straff einen Kontrapunkt zum Thema Natürlichkeit setzte. Der Aufschrei war riesig, Madonna wurde in den Medien mit Hass und Häme überschüttet, ein Kommentar, ein Tweet, ein Meme gemeiner als das andere. Madonna kann damit umgehen. All das ist ein Paradebeispiel für »Altersdiskriminierung und Frauenfeindlichkeit«, wie sie selbst auf Instagram konterte. Und recht hat sie.

Mit mir hat das was gemacht.

Madonnas Auftritt mit deutlich operiertem und aufgespritztem Gesicht tritt mal wieder die ewige Debatte um das Altern der Frau los. Während ihrer mittlerweile schon vier Jahrzehnte andauernden Karriere, in der sie Musik- und Popkultur Geschichte schrieb, hat sie sich immer wieder neu erfunden, mit ihren Looks und Aussagen provoziert und polarisiert. Und dabei mit Sicherheit nie »Natürlichkeit« im Fokus gehabt. Man mag von ihrer fazialen Veränderung halten, was man will, spekulieren, ob es Konzept oder Ärztepfusch ist, vorrangig ist es aber eins: ihre Entscheidung. Ganz augenscheinlich wählt sie einen radikalen Weg und hat sich gegen das »natürliche« Altern entschieden. Muss man das gut finden oder nachvollziehen können? Nein. Den Weg für sich selbst wählen? Sicher nicht. Aber ihr Gesicht herabwürdigend zu kommentieren, ob als Sorge getarnt oder offen hasserfüllt, ist schlicht übergriffig. Und geht viel weiter als das bloße

Kommentieren des Aussehens einer Person des öffentlichen Lebens. Medial wurde Madonnas Gesicht zum Aufhänger über »würdevolles« Altern gemacht. Da ging es längst nicht mehr nur um ihre operativen Eingriffe, ihre ganze Haltung zum Altern wurde als Negativbeispiel aufgeführt. Bloß nicht so altern wie Madonna, wie verzweifelt ...

Eine Madonna, die sich weigert, unsichtbar zu werden, die frech mit ihrem ausgepolsterten Hintern in die Kamera twerkt, sodass ein ältlicher Fernsehmoderator sich in der Morning Show theatralisch über einen Mülleimer beugt und würgend hervorbringt: »Man kann mit 58 nicht so herumtanzen, macht das weg!«, eine Madonna, die sich mit Skalpell und Fillern gegen das Altern stellt, rebellisch wie eh und je, extrem wie eh und je ... ist ein Ärgernis. Weil sie sich weigert, das zu tun, was von uns Frauen im Alter erwartet wird: zu verschwinden. Oder zumindest »in Würde« zu altern.

Aber was wird denn von ihr erwartet? Dass sie sich jetzt, da sie die 60 überschritten hat, in Beige hüllt und mit Gesundheitsschuhen im Park Tauben füttern geht? Vielleicht nicht, aber sie könnte doch bitte dezenter an sich arbeiten lassen und würdevoll altern wie die meisten ihrer Kolleginnen.

Mich macht dieser Ausdruck mittlerweile sauer. Überall schallt er mir entgegen, nicht erst in der Kommentarschlacht nach Madonnas Grammy-Auftritt. Seit ich denken kann, höre ich in Interviews Schauspielerinnen, Sängerinnen und Co darüber reden, dass sie »in Würde altern« wollen. Sie wollen »das Älterwerden als natürlichen Prozess akzeptieren« und machen doch Werbung für Anti-Falten-Cremes. No shade, ich habe diesen Begriff selbst jahrelang verwendet. Vor einigen Jahren, als sich mein Kissen nicht bis zum Vormittag auf meinem Gesicht als expressionistisches Muster auf meiner Wange abzeichnete, wenn ich den Fehler beging, auf dem Bauch einzuschlafen, da glaubte ich noch an das Konzept. Hybris der Unwissenden. Denn was heißt »in Würde altern« eigentlich?

Jedenfalls nicht, dass wir nicht in einem Pflegeheim landen wollen, inkontinent, dement und pflegebedürftig. Wir sprechen dabei auch nicht von Altersdiskriminierung, die besonders Frauen betrifft, aber im gesellschaftlichen Diskurs kaum Raum findet. Oder von Altersarmut, von der, surprise, auch mehrheitlich Frauen betroffen sind.

»In Würde altern« bezieht sich selbstverständlich mal wieder auf unser Äußeres. Und meint: Bloß nicht wie Madonna werden. Das bezieht sich aber beileibe nicht allein auf die Anzahl der Beauty-Eingriffe, denn machen wir uns nichts vor, die sind bei ihr nicht wesentlich höher als bei ihren Kolleginnen im Showbiz, nur nicht annähernd so subtil. Oder gelungen, je nach Sichtweise.

»In Würde altern« ist nichts weiter als ein Codewort dafür, älter zu werden, ohne so auszusehen. ODER uns zu offensichtlich dagegenzustellen. Denn würden wir darunter nur verstehen, einfach zu allem zu stehen, was das Alter mit sich bringt, wie die Natur es vorgesehen hat, wie erklären wir dann Artikel über Letizia von Spanien, deren graue Strähnen als »sich gehen lassen« interpretiert werden (während Colin Farrells komplett ergrautes Haupthaar ihn zum sexy »silver fox« macht). Oder Sarah Jessica Parker, die nicht gegen ihre Falten anspritzt, also genau genommen der »Gegenentwurf« zu Madonnas Konzept ist, die bei Erscheinen des SATC-Sequels »And just like that« aber ebenso auf Twitter und Co auseinandergenommen wurde. Nur diesmal in die entgegengesetzte Richtung: Sie habe eine Haut wie Baumrinde, hieß es. Oder sie sehe aus wie 89. Sie ist 58. Und konterte: »Was soll ich machen, aufhören zu altern?«

»In Würde altern« bedeutet also scheinbar: Altere ruhig, aber krieg dabei nicht zu viele Falten. Spritz sie dir aber auch nicht weg und seh zu gestrafft aus. Beziehungsweise mach es so, wie beim »natürlichen« Make-up, viel Aufwand (und Kosten), die man dir nicht ansehen darf. Bekomm ruhig graue Haare, aber sei dazu so top gepflegt, dass es ein Look ist, sonst sieht es aus, als würdest du dich vernachlässigen.

Bleib so lang wie möglich attraktiv, also »fuckable«, aber nicht zu sexy, das wirkt verzweifelt.

Mit dem Verlust unserer Fruchtbarkeit verlieren wir gefühlt an Wert. Und somit auch an Würde. Sexy zu sein, sich so zu zeigen, offensichtlich noch Spaß an Sex zu haben, oder sich, Gott bewahre, dafür sogar noch jüngere Männer zu suchen, wenn wir unsere Reproduktionsfähigkeit eingebüßt haben, macht uns suspekt. Dann nennt man uns lächerlich.

Mal wieder will uns die Gesellschaft diktieren, wie wir zu sein haben. Und ich kann es nur immer und immer wieder betonen: Die Gesellschaft, das sind wir. Denn es sind beileibe nicht nur Männer, die da auf (in dem Fall) alternde Frauen einhacken. Die Mehrheit der verunglimpfenden Kommentare auf Social Media bei Madonna und Sarah Jessica Parker kam von Frauen. Sisterhood, my ass. Wie schade.

Männer wollen übrigens auch in Würde altern. Tun sie es wie George Clooney, altern sie »wie guter Wein«. Ist die Realität aber eher Bierbauch, Glatze oder Erektionsproblem, ist es auch hart für sie. Aber sie haben einen entscheidenden Vorteil: Ihr Wert, und somit ihre Würde, wird nicht vorrangig über ihr Aussehen definiert. Ohne ihren Struggle kleinreden zu wollen, das macht einen Unterschied. Carrie Fisher meinte einmal: »Männer altern nicht besser als Frauen, es ist ihnen nur erlaubt zu altern.«

Und was macht das mit mir, Miyabi, 49, am Beginn ihrer Menopause, die sich und ihre Attraktivität schwer vom internalisierten männlichen Blick trennen kann, die nicht in die hinteren Ränge abgeschoben werden will?

Es macht mich zumindest sehr nachdenklich.

Gefühlt habe ich gerade erst langsam gecheckt, wie das Leben so läuft, wie ich ticke, und arbeite an dem, was außer Takt tickt. Das Älterwerden hat dabei sehr geholfen. Ich weiß vielleicht immer noch nicht, was ich genau will, dafür weiß ich sehr genau, was ich definitiv NICHT (mehr) will. Ich kann jetzt für meine Bedürfnisse einstehen und sie artikulieren. Ich bin endlich in der Lage, vollkommen ehrlich über meine Gefühle zu sprechen und sie weder kleinzureden noch zu verstecken, in der Sorge, mich damit angreifbar zu machen. Oder ungewollt. Ich habe endlich Sex, wie er mir gefällt. Ich begegne mir selbst mit mehr Milde und Verständnis und damit allen anderen um mich herum. Und ich war noch nie mehr in der Lage, vorbehaltlos und voller Kraft und Überzeugung zu lieben. Und so vieles wird mir immer egaler. Wie befreiend ...

Ein Aspekt wird mir aber sehr bewusst: Nachdem mein Leben mit 45 mit dem Ende einer 14-jährigen Beziehung einmal komplett implodierte, hab ich mich auch vier Jahre später noch nicht wieder ganz auf die Beine gestellt. Ein Leben noch mal neu zu beginnen, ist immer eine Herausforderung. Aber mit 25 fühlt sich das anders an als mit 45. Sicher, du hast mehr Plan, und alles ist viel weniger dramatisch. Du kannst auch die Chance darin erkennen. Aber wenn dir plötzlich klar wird, dass dein ganzes Leben nicht mehr vor dir liegt, sondern du mit viel Optimismus eine »Halbzeitbilanz« ziehen musst, dann tut das weh. Und es macht auch Angst. Mir jedenfalls.

So viele Häkchen, die ich auf meiner To-do-Liste des Lebens nicht abstreichen kann, beziehungsweise wieder neu auf die Liste setzen muss. Wann hat das aufgehört, dass ich ewig Zeit für alles habe? Neu zu beginnen fühlt sich anders an, wenn dir deine Endlichkeit immer bewusster wird. Und das Aussehen ist ganz bestimmt nicht das größte Problem dabei. Aber es ist eins davon.

Genetisch läufts für mich ganz gut. Die grauen Haare kann ich immer noch an zehn Fingern abzählen und ihnen bei Bedarf mit der Pinzette mit einem beherzten Ruck den Garaus machen. Nicht alle drei bis vier Wochen den Ansatz färben zu müssen, ist eine enorme Erleichterung. Und kostensparend, denn Frausein ist teuer und regelmäßige Mani/Pediküre und Frischbewimperung meine persönliche Prio. Naturhaarfarbe zu tragen ist da von Vorteil. Denn graue Haare finde ich immer nur an anderen geil. Genauso sieht es mit Falten aus. Von denen werde ich weitestgehend noch nicht behelligt. Was einerseits an den halbasiatischen Genen liegen mag, aber andererseits mit Sicherheit auch mit all den Dingen zu tun hat, die ich dagegen tue.

Ich rauche nicht und meide die Sonne, trinke zwar gern, aber wenig Alkohol, dafür eifrig Wasser. Ich creme und massiere seit Jahren, was das Zeug und die Anti-Aging-Industrie hergeben (die immerhin auf einen geschätzten Jahresumsatz von 88 Milliarden Dollar kommt, an dem ich nicht ganz unbeteiligt bin). Ich schlucke Nahrungsergänzungsmittel, Kollagen und Hyaluron von innen und außen, mache regelmäßig Beautybehandlungen von Laser über PRP-Therapie, Microneedling und Hastenichtgesehen. Seit ich mit einer wunderschönen Bundeswehrärztin befreundet bin, die mich nicht nur im Notfall zusammenflicken könnte, sondern auch gekonnt Botox spritzt und Fäden setzt, habe ich auch dahingehend die Scheu verloren und probiere mich da durchs Programm. Doch dieser Lifestyle ist kostspielig, nicht jede kann sich all diese »Maßnahmen« leisten. Und muss man das überhaupt? Sicher nicht. Ich bin da irgendwie ganz organisch reingewachsen und kriege durch meine Arbeit viele Kooperationen in dem Bereich hin. Das ist hier also weniger Tipp als »Bestandsaufnahme«.

Der Rest meines Körpers macht noch tapfer mit, kämpft beherzt, aber immer weniger motiviert gegen die Schwerkraft an. Aufstehen ohne Ächzen geht nicht mehr und Bewegung wird für mich immer mehr zur gesundheitlichen Notwendigkeit als ästhetische Maßnahme. Ich sage hier bewusst nicht Sport, wem will ich was vormachen.

Aber in diesem »Zwischenalter«, keine junge Frau mit jugendlich straffem Körper und glatter Babyhaut mehr (hätte ich das in dem

Alter mal zu schätzen gewusst) und noch nicht die Tauben fütternde Wolke in Beige, muss ich zugeben, der potenzielle Verlust meiner Anziehungskraft auf Männer beunruhigt mich sehr. Und ist noch meine größte Sorge im Älterwerden-Spiel.

Antifeministisch? Dann sei es so. Das ist es, was ich fühle, da will ich euch auch nichts vormachen. Ja klar, als Frauen müssen wir uns emanzipieren. Vom male gaze, den patriarchalen Strukturen, der Ungleichheit der Machtverhältnisse, unseren Wert unabhängig von Jugend und Gebärfähigkeit festmachen. Ich gehe bei allem mit. It's still a long way to go, nach Berechnungen des Weltwirtschaftsforums haben wir die Gleichberechtigung der Geschlechter beim aktuellen Tempo in etwa 132 Jahren erreicht. Blöderweise bin ich JETZT knapp fünfzig und kann mich schwer von erlernten Mustern lösen.

Ich creme, massiere, schlucke und spritze nicht für mich, ich will noch so lange wie möglich im Game bleiben. Und so lange jüngeren Frauen in der Gesellschaft ein höherer Wert beigemessen wird, auf Dating-Apps wie bei Jobbuchungen, versuche ich zu konservieren, was geht. Ich weiß, ich kann dieses Spiel nur verlieren. Die Zeit arbeitet gegen mich, ich altere schneller, als sich die gesellschaftlichen Strukturen verändern werden. Also versuche ich, mich auf das zu fokussieren, was ich beeinflussen kann.

Ich entziehe mich ein Stück weit der Fremdbestimmung, in dem ich zumindest in meinem Kopf das Konzept öffne, wie wir Frauen altern »dürfen«. Und ich vertraue darauf, dass mit zunehmendem Alter auch ein Prozess weiter zunimmt, den ich bisher als einzigen Vorteil ausgemacht habe: dass einem alles immer egaler wird.

Ich bin da noch nicht, aber im Annehmen und Neu-Bemessen liegt auch viel Freiheit. Dann weiß ich es vielleicht sogar zu schätzen, dass ich unbehelligt machen kann, was meine Laune und Gesundheit zulässt, ohne Bestätigung von außen zu brauchen. Vielleicht ist das dann Tauben füttern mit meinem Liebsten im Park, oder mit acht

Hunden und zwei Freundinnen in der Alters-WG zwischen Ortho-pädieshop und Dating-App hin- und herzuswitchen.

Denn eins hab ich gelernt: In Würde altern ist Blödsinn, wenn wir nicht von jeher in der Gesellschaft mit Würde behandelt werden. Meine bekommt ihr jedenfalls nicht. ;)

»Ich finde es total unangenehm, dass es immer noch als ›mutig‹ gilt, wenn wir Frauen in Würde altern. Trage mittlerweile seit ca. 9 Jahren meine Haare grau. Keine Lust mehr auf Färben. Warum müssen wir immer jung aussehen? Ich stehe mit 47 Jahren zu den grauen Haaren, den Fältchen, meiner Figur und auch meinem Bindegewebe. Das alles bin ich!«

»Ich finde Älterwerden ganz schrecklich. Bin 38 und fühle mich null danach. Habe viel Trauma und Mist erlebt, meine Zwanziger mit Essstörung, Alkohol und Party verschwendet. Ich habe das Gefühl, mir fehlen 10 Jahre […] andere haben da längst Reiseerfahrungen gemacht, sich in einem Job etabliert etc. und ich habe jetzt erst langsam so was wie eine stabile finanzielle Situation aufgebaut. Momentan mache ich die Erfahrung, dass ich aus Veranstaltungen ausge-schlossen werde, die mich interessieren, weil sie für junge Menschen bis 35 sind. Das tut verdammt weh. Aktuell sieht man mir mein Alter nicht an, auch wenn ich lange Zeit sehr schlecht zu meinem Körper war. Ich habe Angst davor, irgendwann mit einem Schlag zu altern. Die ersten grauen Haare sind da, noch fal-len sie wenigen auf. Färben will ich aber nicht, es stresst mich, mich ständig um meinen Ansatz kümmern zu müssen. Ich fühle mich Gleichaltrigen so oft unterlegen. Karriere, Kinder, Lebenserfahrung und so weiter [...] mein Körper fühlt sich nicht an, wie ich mich in meinem Kopf fühle. Dennoch bin ich dankbar dafür, mich heute zumindest nicht mehr so verrückt zu machen, was andere über mein Aussehen denken. Aber das körperliche Altern macht mir wirklich Angst. Als ob man mir Zeit wegnimmt, weil ich zu langsam war.«

»Älter werden ist schön. Ich bin jetzt 47 und so viel gelassener geworden, der Sex wird immer besser (mit demselben Mann seit 24 Jahren) und die Dinge wie Lesebrille und Co nehme ich einfach hin. Ich freue mich über jeden Tag und genieße ihn. Das Alter ist nur eine Zahl wie das Gewicht und die Größe, ich denke, es kommt auf die Ausstrahlung an. Aber ich freue mich, wenn ich für unter 40 gehalten werde.«

»Ich werde in ein paar Wochen 62. Mit 50 fand ich alles noch easy peasy, die gemachten Brüste gingen noch ganz gut als stehend durch, der Bauch noch recht flach, die Cellulite in Grenzen. Seit ich 60 bin, verändert sich mein Körper krass. Der Hintern ist inzwischen echt breit geworden, so Kardashian-mäßig. Der Bauch geht selbst nach Gewichtsabnahme, was übelst schwer zu schaffen ist, nicht zurück. Ich trage jetzt andauernd Shapewear. Das Kinn verdoppelt sich, ohne dass ich dicker werde. Der Hals hängt. Aber in vielen Momenten stört es mich nicht. Gute Gespräche führen und reisen geht auch mit diesen Nebenwirkungen des

Alterns. Allerdings heilen Verletzungen langsamer und man wird unbeweglich und steif. Dagegen mache ich jetzt aber Yoga und tanze wieder. Alles in allem ist das Leben doch schön, weil ich geliebt werde, wie ich eben bin.«

»Struggle mit dem Älterwerden, mit dem Verlust der Jugend, des Hübschseins, letztendlich auch ›fuckable‹-Seins.

Wenn sich die Frauen aus der eigenen Familie heimlich freuen, dass man selbst langsam auch Bäuchlein und Spuren des Älterwerdens bekommt [...]. Ich mich nicht mit Freunden aus dem Studium treffe, weil ich nicht will, dass sie denken, die ist aber alt und dick geworden (wobei ich rational nicht dick bin). Als wären es zwei verschiedene Leben – das erste junge, frische, schlanke, fiksche und dann das zweite. Mutter, Hormonkram, weicher Körper, ergraute Haare. Ich werde im Sommer 44, also weiß ich bedingt, dass meine Gedanken first world problems sind. Aber das sind sie nun mal. Ein Problem.«

JA, WIR WOLLEN DIE UNGLEICHBEHANDLUNG! – GENDERMEDIZIN

Kommt 'ne Frau zum Arzt ... und wird in vielen Fällen einfach nicht ernst genommen. Noch immer nehmen Ärzte und Ärztinnen wenig Rücksicht auf Geschlechterunterschiede, geschweige denn beschäftigen sie sich mit Gendermedizin. Der weibliche Körper fand in der Forschung bisher kaum statt. Dazu kommen fest verankerte Rollenklischees. Das führt nicht nur zu erhöhter Frustration, sondern auch unter anderem zu gravierenden Behandlungsfehlern. Da wollen wir einmal eine Ungleichbehandlung, und dann bekommen wir sie nicht ...

Wir wissen viel weniger über Frauen- als über Männerkörper. Warum? Weil der Frauenkörper viel weniger erforscht wurde – teilweise begründet mit dem wirklich schwachsinnigen Argument, dass der Zyklus ja keine beständigen Ergebnisse zulasse. Ach ... aber auf die Idee zu kommen, dass man genau deswegen Frauenkörper erst recht anders erforschen muss, das begreifen viele erst jetzt (oder leider immer noch nicht ...). Stattdessen hat man den Frauenkörper einfach als einen kleinen Männerkörper betrachtet, den man(n) 1:1 abbilden kann. Und hat dann aber paradoxerweise das Argument angeführt, dass Studien an Frauen aufgrund des Zyklus viel aufwendiger seien ... Kannste dir nicht ausdenken.

Die US-Journalistin Maya Dusenbery berichtet in ihrem Buch »Doing Harm« (2018) von einer Studie aus dem Jahr 1986 zum Einfluss von Übergewicht auf Brust- und Gebärmutterkrebs. Diese Studie beinhaltete nicht *eine einzige* weibliche Teilnehmerin. In der medizinischen Forschung werden nicht nur Frauen vernachlässigt, sondern auch weibliche Mäuse und Ratten. Auch in der Petrischale tummeln sich kaum weibliche Zellen.

Zur Wissenslücke kommt die Vertrauenslücke: Wenn Frauen von ihren Beschwerden berichten, trauen wir ihnen weniger als Männern. Dusenbery führte eine Online-Umfrage unter 2400 Frauen mit Fibromyalgie, Migräne und anderen chronischen Schmerzen (2014) an: 45 Prozent der Befragten gaben an, mindestens einmal von einem Arzt gehört zu haben, sie bildeten sich ihre Schmerzen nur ein, und mehr als der Hälfte war gesagt worden, dass sie zu gut für ihre Schmerzen aussehen würden. Habe ich selbst übrigens auch in der Notaufnahme erlebt. Ich wurde wieder nach Hause geschickt, mein Vater holte mich ab und schickte als mein Hausarzt Stuhl-proben ans Labor: Ich hatte einen Campylobacter und dazu noch ein Serotonin-Syndrom (was lebensgefährlich sein kann). Bis heute bin ich wütend auf die Ärztin, die mir so arrogant begegnet ist. Eine junge Frau in meinem Alter, von der ich mir gewünscht hätte, mich aufzufangen.

Anfang 2019 gab es eine Studie an der Universität Yale, bei der Forscher 264 Erwachsenen ein Video zeigten, in dem jemand einem kleinen Kind in den Finger sticht. Der Hälfte der Zuschauer wur-de das Kind als Samuel präsentiert, der anderen als Samantha. Die Versuchspersonen, besonders die Frauen unter ihnen, stuften »Sa-muels« Schmerzen als stärker ein als »Samanthas«.

Frauen geraten beim Arztbesuch in eine klassische Zwickmühle: Schildern wir unsere Schmerzen emotional, werden wir als Heulsuse abgestempelt. Bleiben wir sachlich und ruhig, dann können unsere Beschwerden ja nicht so schlimm sein.

Es wird also höchste Zeit, dass die Gendermedizin in den medizinischen Alltag einzieht. Dr. Ingrid Eysn kenne ich von meinen jährlichen Kuraufenthalten im Medical Health Resort Mayrlife Altaussee. Sie beschäftigt sich mit den medizinischen Unterschieden bei Frauen und Männern und war daher meine erste persönliche Anlaufstelle zu diesem Thema. Dr. Eysn betont, dass Gendermedizin nicht nur das biologische Geschlecht berücksichtige (beziehungsweise die biologische Ausrichtung aufgrund der Chromosomen und Genetik), sondern auch »die soziokulturelle Prägung des Individuums durch seine Umwelt, das soziale Umfeld und dessen Erfahrungen«. Hierbei gehe es auch um das psychische und soziale Geschlecht, die sexuelle Selbstidentifikation und die Rollenzuweisung in der Kultur oder die Prägung durch die Gesellschaft.

»Männer und Frauen unterscheiden sich biologisch voneinander. Die Art und Weise, wie sie erkranken, sich aber auch Symptome zeigen oder Medikamente und Therapien wirken, kann sehr unterschiedlich sein. Dem muss eine zeitgerechte Medizin Rechnung tragen«, so Eysn. »In der Vergangenheit und vorwiegend auch noch heute wurden medizinische Erkenntnisse meist basierend auf Studien, in deren Zentrum der Mann in seiner Funktion, seinem Stoffwechsel und seiner hormonellen Regulation im Mittelpunkt stand, als Maß aller Dinge gesehen. Dadurch kam und kommt es immer noch teilweise zu einer Über- oder Unterversorgung bei Männern und Frauen.«

Als Beispiel führt Dr. Eysn Herzkreislauferkrankungen an: Herzinfarktsymptome können sich bei Frauen oft sehr unspezifisch äußern mit Übelkeit, Kaltschweiß, Oberbauch- oder Rückenschmerzen.

Nicht immer ist es das klassische Engegefühl in der Brust mit Ausstrahlen in den linken Arm wie vor allem bei Männern. Somit wird der Herzinfarkt bei Frauen teilweise zu einem späteren Zeitpunkt diagnostiziert oder gar übersehen.

Männer und Frauen haben unterschiedliche Bedürfnisse, sie reagieren auf unterschiedliche Art und Weise und auch oft zeitlich versetzt auf Therapien und Medikamente – allein schon durch die unterschiedliche Verteilung der Geschlechtshormone und unterschiedliche Feinbauweise der Organe. Dr. Eysn führt hier den Menstruationszyklus an: »Während des Menstruationszyklus ist der weibliche Körper unterschiedlich belastbar und reagiert verschieden auf äußere Einflüsse. Im Training von Sportlerinnen wird das im Idealfall berücksichtigt und hiernach der Trainingsplan gemacht. Bis dato wird jedoch vielen jungen Athletinnen die Pille verschrieben, um sie den Männern ›gleich belastbar‹ zu machen, um keine Rücksicht auf diese hormonellen Schwankungen nehmen oder keine Trainingspausen während der Blutung einlegen zu müssen. Das wiederum kann gesundheitliche Folgen haben, beispielsweise wenn das Präparat nicht vertragen wird.«

Wir brauchen also einen wachsameren, entzerrenden Blick und das Verständnis für eine bessere geschlechtergerechte Versorgung, Prävention und Therapie von Erkrankungen. Also eine geschlechtssensiblere Medizin von allen Seiten: Ärzte/Ärztinnen, Therapeuten/Theraptuinnen, Profs, Studenten/Studentinnen …

Und vor allem brauchen wir männliche Allies, also Verbündete, die ihre Privilegien erkennen und die Frauen unterstützen, gleichberechtigt wahr- und ernst genommen zu werden.

Studien haben gezeigt, dass Frauen und Männer in der Art und Weise, wie sie bestimmte Krankheiten entwickeln und auf Behandlungen reagieren, unterschiedlich sind. So haben Frauen zum Beispiel ein höheres Risiko für autoimmune Erkrankungen, Depressionen und

Angststörungen, während Männer eher an Herz-Kreislauf-Erkrankungen, Diabetes und Krebs erkranken. Zudem reagieren Frauen und Männer oft unterschiedlich auf Medikamente, was dazu führen kann, dass die Dosierung oder die Art der Behandlung angepasst werden muss.

Gendermedizin zielt darauf ab, diese Unterschiede zu verstehen und darauf basierend bessere Behandlungen und Präventionsmaßnahmen zu entwickeln. Dies bedeutet nicht nur, dass Männer und Frauen gleichermaßen in Studien einbezogen werden sollten, sondern auch, dass die geschlechtsspezifischen Unterschiede bei der Diagnose und Behandlung von Krankheiten berücksichtigt werden sollten.

Ein Beispiel ist die Behandlung von Depressionen. Studien haben gezeigt, dass Frauen und Männer unterschiedliche Symptome haben und auf verschiedene Arten auf Antidepressiva reagieren.

Ein weiteres Beispiel ist die Alzheimer-Forschung. Frauen haben ein höheres Risiko, an Alzheimer zu erkranken als Männer, aber Studien zu dieser Krankheit wurden lange Zeit hauptsächlich an männlichen Patienten durchgeführt. Das führt dazu, dass Symptome und das Fortschreiten der Krankheit bei Frauen oft falsch diagnostiziert und behandelt werden.

Da wäre auch noch die Forschung zur Schwangerschaft und Geburt. Obwohl Frauen einen Großteil der schwangeren Bevölkerung ausmachen (ach, sag bloß!), wurden diese Themen in vielen Studien nicht ausreichend berücksichtigt. Frauen haben in der Schwangerschaft oder nach der Geburt spezifische Gesundheitsbedürfnisse, für die schlicht zu wenig Daten vorliegen, um angemessen zu behandeln.

Diese Beispiele zeigen die Datenlücke Frau in vielen Bereichen der Medizin anschaulich. Frauen haben oft eine schlechtere Gesundheitsversorgung und werden häufiger diskriminiert oder nicht ernst genommen, wenn sie medizinische Hilfe suchen. Es ist höchste

Eisenbahn, dass wir Frauen in medizinischen Studien und Entscheidungsprozessen angemessen berücksichtigen. Gendermedizin soll dazu beitragen, bessere Behandlungsoptionen zu entwickeln, die auf die Unterschiede von Männern und Frauen abgestimmt sind.

Wir Frauen sind aber nicht nur in der Medizin eine große Datenlücke, nein, auch in Wissenschaft, Wirtschaft oder Politik. Hier wurden und werden Frauen lange Zeit systematisch diskriminiert, was zur Folge hat, dass Frauen an wichtigen Entscheidungsprozessen nicht beteiligt sind. Das macht es natürlich schwerer, Daten zu sammeln und zu analysieren, die auf Frauen zugeschnitten sind.

Außerdem werden viele geschlechtsspezifische Themen wie Menstruationszyklen, Schwangerschaft und Geburt als Tabuthemen angesehen und daher nicht ausreichend erforscht oder dokumentiert. Und jetzt fehlen uns wichtige Informationen und Daten, um informierte Entscheidungen über unsere Gesundheit oder andere Aspekte unseres Lebens zu treffen.

Ein Lichtblick: In den letzten Jahren hat sich einiges verändert. Es gibt einen wachsenden Fokus auf die Geschlechtergleichstellung. Die Notwendigkeit, Frauen in allen Bereichen besser zu berücksichtigen, wird erkannt. Immer mehr Organisationen und Einrichtungen sammeln geschlechtersensible Daten und Informationen und analysieren diese, um eine bessere Gesundheitsversorgung, Gleichstellung und Chancengleichheit für Frauen zu ermöglichen.

Gendermedizin ist ein wichtiger Baustein, um stereotype Geschlechterrollen in unserer Gesellschaft zu überwinden. Solche Stereotype wirken sich nämlich durchaus auch auf unsere Gesundheit aus, wenn sie nämlich zu unterschiedlichen Verhaltensweisen und Lebensstilen führen.

Jeder Mensch verdient eine Gesundheitsversorgung, die auf seine spezifischen Bedürfnisse zugeschnitten ist. Deshalb piesackt in Zukunft gern mal eure behandelnde Ärztin oder euren Arzt und fragt, wie die diagnostizierte Erkrankung sich auf Frauen auswirkt und ob das verschriebene Medikament auf uns Frauen zugeschnitten ist in der Dosierung. Denn auch in der Praxis müssen wir jeden Tag sensibilisieren, selbst das Fachpersonal – wir alle stecken gemeinsam drin in den Jahrzehnten der ungerechten Sozialisierung. Das verändern wir nicht von heute auf morgen, sondern nur, wenn wir tagtäglich daran arbeiten, das Ungleichgewicht auszubalancieren. Ist noch ein ganz schöner Marsch, aber gemeinsam läuft es sich leichter. Let's go!

UND NU?

Wow, wir sind am Ende unseres Buches angelangt!

Wir haben uns über unsere eigene Scham hinweggesetzt, uns geöffnet und von unseren Erfahrungen erzählt, zu Themen, die mitunter nicht leicht für uns waren. Einige Dinge, die wir hier mit euch teilen, erzählen wir so zum ersten Mal. Das hat auch mal wehgetan.

Aber wir tun das nicht aus einem übersteigerten Mitteilungsdrang heraus, sondern weil wir die Überzeugung teilen, dass es so was von an der Zeit ist, die Decke der Scham, die über dem weiblichen Körper und vielen seiner Funktionen liegt, zu lüften. Und wir einfach mal darüber sprechen sollten, denn nur so brechen wir vermeintliche Tabus, lernen mehr über uns und unsere Gesundheit und können ehrlich in den Austausch miteinander gehen.

Denn wir sind keine mythischen Fabelwesen, keine Göttinnen, wir haben Eigenarten, Schmerzen und Bedürfnisse, unsere Fürze riechen nicht nach Rosen, wir kacken, bluten, kommen ... Wir werden Mütter (oder auch nicht), altern, nehmen zu, nehmen ab, bekommen frauenspezifische Krankheiten, wir struggeln mit unserer mentalen Gesundheit und unserem Aussehen.

Menschlich, weiblich, wunderbar.

Das wollen wir mit diesem Buch mit euch feiern. Ein Buch, das nicht komplett gewesen wäre ohne eure Erfahrungen. Denn zu jedem Thema gibt es Hunderte von verschiedenen Perspektiven und Lebensrealitäten, und jede hat ihre Berechtigung. Wir können euch nicht genug für eure Beiträge danken. Ihr habt uns unsere Offenheit mit euren ehrlichen Geschichten vergolten und dieses Buch zu dem gemacht, was es ist: eine Reise durch den weiblichen Körper, eine Liebeserklärung, eine Einladung zu Offenheit und Toleranz, aber auch ein dicker Mittelfinger an das patriarchalische System und die Datenlücke Frau. Eine Ansage, dass wir da sind und gesehen werden wollen.

Keine falsche Scham mehr!
Hirn an und Hupen raus, wir wollen das Frausein feiern, in all seinen echten, peinlichen, wundervollen Facetten!
Wir sehen uns, Ladys!

Eure Miyabi und eure Vreni

DANKSAGUNG

Danke an all die Frauen da draußen, die sich öffnen, die ihre Geschichten teilen (auch hier im Buch), die andere Lebensweisen akzeptieren und unterschiedliche Bedürfnisse anerkennen und unterstützen. Ihr macht das Leben für uns alle leichter.

Apropos leicht: Danke an unsere Verlegerinnen Verena und Julia sowie unsere Lektorin Diana – ihr hattet es nicht immer leicht mit uns und seid diesen Weg dennoch mitgegangen.

Danke an unsere wunderbaren Körper, in denen wir leben, lernen und wunderbare Dinge erleben dürfen.